DIE UNFRUCHTBARKEIT DER FRAU

BEDEUTUNG DER EILEITERDURCHBLASUNG FÜR DIE ERKENNUNG DER URSACHEN, DIE VORAUSSAGE UND DIE BEHANDLUNG

VON

Dr. ERWIN GRAFF

A. O. PROFESSOR FÜR GEBURTSHILFE UND GYNÄKOLOGIE
AN DER UNIVERSITÄT WIEN

MIT 2 ABBILDUNGEN IM TEXT

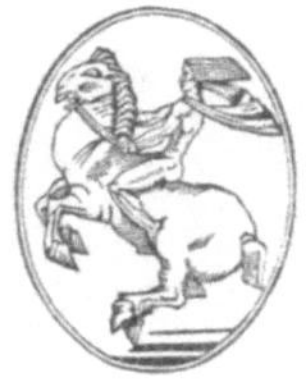

Springer-Verlag Berlin Heidelberg GmbH
1926

ISBN 978-3-7091-2144-3   ISBN 978-3-7091-2188-7 (eBook)
DOI 10.1007/978-3-7091-2188-7

Ursprünglich erschienen bei Julius Springer, Vienna 1926.

Vorwort

Es mag vielleicht befremdend erscheinen, daß gerade zu einer Zeit, in der schlechte wirtschaftliche Verhältnisse und die Lockerung der Moral, wie sie sich so häufig als Folge von Kriegen und großen politischen Umwälzungen einstellen, zu einer Familie, Gesellschaft und Staat bedrohenden Zunahme der strafbaren Schwangerschaftsunterbrechung geführt haben, eine Arbeit erscheint, die den kinderlosen Frauen gewidmet ist.

Das hat seine guten Gründe. Einmal hat die Zahl der Frauen, die wegen Kinderlosigkeit ärztliche Hilfe suchen, in den letzten Jahren beträchtlich zugenommen. Des weiteren hat sich bei der Bearbeitung der Sterilitätsfälle ergeben, daß bei mehr als der Hälfte aller sekundär sterilen, kinderlosen Frauen die künstliche Unterbrechung der ersten und einzigen Schwangerschaft zur dauernden Vernichtung der Zeugungsfähigkeit geführt hat. Wenn nichts anderes, so würde die Enthüllung dieser traurigen Tatsache allein das Erscheinen dieser Arbeit rechtfertigen, da sie vielleicht mehr als so manche stundenlange Beratung über Maßnahmen zur Eindämmung der Schwangerschaftsunterbrechungen geeignet ist, Laien und Ärzten die Augen zu öffnen und sie zur Besinnung zu bringen, wie dies, wenn auch in etwas anderer Richtung, kürzlich durch das Buch von Peham und Katz über die Uterusperforation geschehen ist.

Ob die verhältnismäßige Zunahme der kinderlosen Frauen unter den Krankenzugängen, wie vielfach behauptet wird, nur auf eine tatsächliche Zunahme der Unfruchtbarkeit infolge der größeren Verbreitung ansteckender Geschlechtskrankheiten in und nach dem Kriege zurückzuführen ist, erscheint mir zumindest fraglich. Ich glaube vielmehr, daß sich dabei im großen das abspielt, was wir im Rahmen der Klinik beobachten konnten, als ich vor 4 Jahren, angeregt durch die von Rubin angegebene Eileiterdurchblasung, anfing, mich eingehend mit der Frage der weiblichen Unfruchtbarkeit zu beschäftigen und ich die Freude erlebte, daß sich der einen oder anderen meiner Kranken der langgehegte Wunsch nach einem Kinde erfüllte.

Aus der großen Schar von Kranken, die wegen chronisch entzündlicher Veränderungen schon lange Zeit behandelt worden waren, wandten sich mir immer neue, wie verschämte Arme mit dem Geständnis zu, sie hätten sich die ganze Zeit über in der stillen Hoffnung behandeln lassen, vielleicht doch einmal schwanger zu werden, sich aber bisher gescheut, ihren „Fehler“ zu bekennen und den wahren Grund einzugestehen, der sie an die Klinik geführt habe. Der Umstand, daß sich endlich wieder jemand eingehend mit der ihnen am Herzen liegenden Frage beschäftigte, hatte ihr vielfach durch erfolglose Operationen und

Behandlungen erschüttertes Vertrauen gestärkt und die Hoffnung erweckt, es könnte ihnen nun doch geholfen werden. Ich stelle mir vor, daß in ähnlicher Weise die zahlreichen, seit der Wiederbelebung der Sterilitätsforschung durch die Einführung der Eileiterdurchblasung erschienenen Arbeiten auch auf die Allgemeinheit gewirkt und so zur Vermehrung der heilungsuchenden Frauen geführt haben.

Es soll in dieser Arbeit gezeigt werden, daß die Eileiterdurchblasung einen wirklichen Fortschritt für die Erkennung der Ursachen, für die Voraussage und die Behandlung der Unfruchtbarkeit bedeutet.

Dies ist um so wichtiger, als wir hoffen dürfen, daß alle Frauen, denen unsere Bemühungen in dieser Frage gelten, werktätig mithelfen werden, eine der wichtigsten Grundlagen eines gesunden Staatswesens, die Achtung vor dem keimenden Leben, wieder zu Ehren zu bringen.

Wien, im September 1926

Graff

Inhaltsverzeichnis

Einleitung

Die Nachforschungen über das weitere Schicksal von 242 im Laufe von 20 Jahren unter Chrobak, v. Rosthorn und E. Wertheim an der Zweiten Frauenklinik in Wien wegen Sterilität operierten Frauen, die ich gemeinsam mit Petzold durchgeführt und über die ich auf der XVII. Tagung der Deutschen Gesellschaft für Gynäkologie in Innsbruck im Jahre 1922 berichtet habe, hatten von neuem gezeigt, welch überragende Bedeutung entzündlichen Veränderungen als Sterilitätsursache zukommt.

Durch die Ungunst der Verhältnisse hatten wir nur in 74 Fällen etwas über das weitere Schicksal der Frauen erfahren können; 27 waren in der Folge schwanger geworden. Die bimanuelle Untersuchung hatte nur bei zwei (7%) dieser Frauen entzündliche Veränderungen erkennen lassen, während 25 davon frei waren. Der Umstand, daß sich anderseits bei der ersten Untersuchung in 17% der gesamten Sterilitätsfälle entzündliche Veränderungen durch die innere Untersuchung hatten nachweisen lassen, zeigt deutlich, daß, wenn wir von den Hypoplasien absehen, das Fehlen von Entzündungserscheinungen die Voraussage im günstigen Sinne beeinflußt. Dabei ist ohne Zweifel anzunehmen, daß außer den 17% noch bei einer ganzen Reihe von weiteren Fällen Entzündungsfolgen vorhanden gewesen sein dürften, die sich dem Nachweis entzogen haben.

Das schien um so wichtiger, als ja die entzündlichen Vorgänge außerordentlich häufig zur Unwegsamkeit der Eileiter, sei es durch Abknickung infolge von Adhäsionen oder Verklebungen der Schleimhaut im Verlauf derselben oder am abdominalen Tubenostium führen.

In allen derartigen Fällen ist natürlich nicht nur jede lageverbessernde oder erweiternde Operation zwecklos, sondern auch von der Behandlung einer möglicherweise bestehenden Hypoplasie nichts zu erwarten.

Bei diesem Stande der Dinge haben wir es außerordentlich begrüßt, in dem von I. C. Rubin ausgearbeiteten Verfahren der Eileiterdurchblasung ein Mittel in die Hand bekommen zu haben, das uns in die Lage versetzt, uns jederzeit von der Durchgängigkeit der Eileiter zu überzeugen und so wenigstens eine für die Voraussage und Wahl der Behandlung gleich bedeutungsvolle Sterilitätsursache ausschließen zu können. Schon unsere ersten, auf dem Gynäkologenkongreß mitgeteilten Erfahrungen, die wir bei der Untersuchung von 56 sterilen Frauen gemacht hatten, ließen erwarten, daß uns die Eileiterdurchblasung in der Sterilitätsfrage weiterbringen würde. Nicht nur daß sich in 55% der Fälle ein Verschluß der Eileiter feststellen ließ, es

hat sich gezeigt, daß ein solcher auch bei 36% derjenigen
Frauen in erster Linie für das Ausbleiben der Schwängerung mit verantwortlich zu machen war, bei denen die
genaueste innere Untersuchung keinen Anhaltspunkt für
entzündliche Veränderungen ergeben hatte. In den Fällen
mit nachweisbaren Entzündungsresten war der Hundertsatz an verschlossenen Eileitern mit rund 73% entsprechend höher.

Von ganz besonderer Bedeutung und für den Wert der Durchblasung
hinsichtlich der Voraussage im einzelnen Falle bis zu einem gewissen Grad
beweisend, schien das Ergebnis, das die Durchblasung von 13 Frauen
gezeitigt hatte, die seinerzeit wegen Sterilität operiert worden waren.

Tabelle 1.

	Diszission	Currettage	Antefixation	Eingetr. Schwangersch.
durchgängig	4	2	1	1	3
geschlossen	9	8	1	0	0
Zusammen: 13				

Von den 4 Frauen mit durchgängigen Eileitern waren 3 schwanger
geworden, während von den 9 Frauen mit verschlossenem
Eileiter alle steril geblieben waren. Wenngleich der Einwand
gemacht werden kann, daß der Tubenverschluß erst nach der Sterilitätsoperation eingetreten sein könne, glaube ich es in Anbetracht der
Eindeutigkeit des Untersuchungsergebnisses doch für viel wahrscheinlicher halten zu dürfen, daß der Verschluß schon in der Zeit vor der
Operation da war und die eigentliche Ursache der Sterilität gebildet
hat. Eine vor der Operation ausgeführte Durchblasung hätte somit
allen 9 Frauen einen wenn auch kleinen, so doch nicht gleichgültigen
und bestimmt vollständig zwecklosen Eingriff erspart. Daraus war
schon damals die Forderung abzuleiten, daß keine Frau mehr ohne
vorherige Prüfung der Tuben auf ihre Durchgängigkeit
einer Sterilitätsoperation unterzogen werden dürfe.

Gleichzeitig haben wir aber die Forderung nach einer strengen
Indikationsstellung erhoben, einerseits um Schädigungen zu vermeiden,
anderseits um das Verfahren nicht durch planlose Verwendung in Verruf
zu bringen und so seines Hauptzweckes zu berauben, die in der Behandlung der Unfruchtbarkeit beliebte Vielgeschäftigkeit einzuschränken und
an ihre Stelle ein zielbewußtes Vorgehen zu setzen.

In der dem Vortrag folgenden Wechselrede wurde dessen Inhalt
von Novak sowie Seitz zugestimmt, der ebenfalls die Forderung der
Durchblasung vor jeder Sterilitätsoperation erhoben und über eine an
der Frankfurter Klinik benutzte verbesserte Apparatur berichtet hat.
Thaler hat schon damals wegen der Gefahr, die durch die Verschleppungs-
möglichkeit infektiösen Materiales aus der Tube oder dem Cavum Uteri
gegeben sei, geglaubt, die Anwendung des Verfahrens ablehnen zu müssen,
was sich ihm in der Folgezeit durch eigene schlechte Erfahrungen bestätigt und ihn zu noch schärferer Stellungnahme veranlaßt hat.

Im großen und ganzen hat die Eileiterdurchblasung in den Kreisen
der deutschen Frauenärzte gute Aufnahme gefunden und hat im Laufe

der letzten 4 Jahre zu einer ansehnlichen Zahl von Veröffentlichungen geführt, voran Sellheim, Ottow, Guthmann und andere, die sich vielfach mit Verbesserungen und Vereinfachungen des Verfahrens sowie mit der Frage der möglichen Gefahren und deren Vermeidung beschäftigen. Grundsätzlich haben Franz und Keller das Verfahren als wertlos abgelehnt; v. Steinbüchel will die Durchblasung nur bei offenem Bauch angewendet wissen, während Höhne und Heinemann gleich Thaler die Probelaparotomie, als sicherer und gefahrloser, der Durchblasung vorziehen. Dieser ablehnenden Haltung, der ich, wenn ich sie auch nicht ganz teile, ihren Wert nicht absprechen kann, weil sie vielleicht geeignet ist, der unbedachten und überflüssigen Anwendung des Verfahrens einigermaßen einen Riegel vorzuschieben, steht die Meinung einer großen Zahl von Ärzten gegenüber, welche die Durchblasung als wertvolle diagnostische Methode schätzen. Sie wird dabei vielfach als gänzlich ungefährlich bezeichnet und als geeignet, „dem praktischen Arzt unbedenklich in die Hand gegeben zu werden". So wenig, wie ich die gänzliche Ablehnung gutheißen kann, so wenig vermag ich der vorbehaltlosen Empfehlung der Eileiterdurchblasung zuzustimmen. Namentlich die Freigabe an den Praktiker muß unweigerlich zu Schädigungen führen, die, wenn sie auch begreiflicherweise nicht alle bekanntgegeben werden dürften, kaum geeignet sein werden, dem Verfahren die ihm unbedingt gebührende Stellung zu verschaffen und zu sichern.

Ich habe in den letzten 4 Jahren den Sterilitäten meine besondere Aufmerksamkeit geschenkt und fühle mich berechtigt, auf Grund der Beobachtung von etwa 400 Fällen in der Frage der Diagnose, Voraussage und Behandlung der Unfruchtbarkeit der Frauen, namentlich soweit hier durch Einführung der Eileiterdurchblasung Fortschritte zu verzeichnen sind, ein vorläufiges Schlußwort zu sprechen.

Neben der Mitteilung persönlicher Erfahrungen habe ich mich in der vorliegenden Arbeit bemüht, alle über den Gegenstand seit der ersten Veröffentlichung Rubins in der Literatur zerstreuten Einzelmitteilungen, soweit sie mir erreichbar waren, zu verwerten, um späteren Arbeitern auf diesem Gebiete die Übersicht zu erleichtern und ihnen die Möglichkeit zu geben, sich aus eigener Anschauung ein Urteil zu bilden.

Technik der Eileiterdurchblasung

Wenn eine neueingeführte Untersuchungsmethode sich dauernd ihren Platz bewahren soll, muß sie vor allem 3 Forderungen Genüge leisten:

    1. sie darf die Kranken nicht schädigen;

    2. sie muß in ihren Ergebnissen verläßlich sein;

    3. sie muß in diagnostischer Hinsicht einen Fortschritt bedeuten, das heißt, sie muß uns mehr sagen, als die bisherigen Untersuchungsmethoden imstande waren. Bevor auf diese drei Punkte auf Grund der Literatur und eigener Erfahrung näher eingegangen wird, scheint es mir wünschenswert, die Entwicklung der von Rubin aus-

gearbeiteten Eileiterdurchblasung und die Technik ihrer Anwendung näher zu besprechen, zumal in der Folgezeit eine Reihe amerikanischer und deutscher Autoren verschiedene Verbesserungen vorgeschlagen haben.

Zum erstenmal hat I. C. Rubin im Jahre 1914 gleichzeitig mit W. H. Cary, aber unabhängig von diesem, erfolgreiche Versuche mitgeteilt, durch Einspritzen von 10%iger Collargollösung in die Gebärmutter die Durchgängigkeit der Eileiter röntgenologisch festzustellen. Später, mit der Einführung des Pneumoperitoneums in die Diagnostik, hat Rubin zur Erzeugung desselben mit Vorteil die Einleitung des Sauerstoffes durch Gebärmutter und Eileiter der Einblasung mittels des durch die Bauchdecken gestoßenen Troicarts vorgezogen und von da ab, nachdem die verhältnismäßig großen, für ein Pneumoperitoneum nötigen Gasmengen von 1 bis 1½ Liter gut vertragen wurden, zur „operationslosen Durchgängigkeitsprüfung der Eileiter" ausschließlich die Einblasung geringer Mengen — etwa 300, bei den späteren Fällen durchschnittlich 150 cm³ — von Sauerstoff oder — wegen der rascheren Aufsaugung — Kohlensäure verwendet. Der Druck des einströmenden Gases ist angesichts der im Bereich der Möglichkeit liegenden Gefahr einer Gasembolie auf Anraten A. I. Bendicks mit Ausnahme der ersten 33 Fälle regelmäßig mittels eines eingeschalteten Manometers bestimmt worden. Die Messung der verwendeten Gasmenge war anfänglich in der Weise erfolgt, daß empirisch festgestellt wurde, wieviel Wasser durch das Gas aus einem graduierten Gefäß in ein zweites, mit diesem kommunizierendes in der Zeiteinheit verdrängt wurde. Es waren dies bei immer gleicher Einstellung der Anlaßschraube an der Gasbombe etwa 200 bis 250 cm³ in der Minute. Bei den ersten Fällen hat Rubin das Gas durch 3 Minuten einströmen lassen, was einer Gasmenge von 750 bis 850 cm³ entspricht; er ist aber wegen der dadurch hervorgerufenen Beschwerden bald auf ½ bis 1 Minute herabgegangen, so daß im Ganzen 150 bis maximal 300 cm³ Gas eingeblasen wurden. Bei Verwendung dieser Gasmengen waren die Beschwerden bis auf leichtes Stechen in den Schultern so gering, daß die Frauen in ihrer gewohnten Beschäftigung in gar keiner Weise gestört wurden. Der Druck hat sich bei durchgängigen Eileitern im allgemeinen auf ca. 60 bis 80 mm Quecksilber gehalten und ist nur gelegentlich auf 100 mm oder mehr angestiegen. Ein Druck von 200 mm wurde im allgemeinen als genügend für die Annahme eines Eileiterverschlusses angesehen. Zur Sicherstellung der Durchgängigkeit hält Rubin die Beobachtung vor dem Röntgenschirm für empfehlenswert, die manchmal in beiden Zwerchfellkuppeln, in manchen Fällen nur auf der einen Seite eine Gasblase erkennen läßt. Dies gilt namentlich für die Fälle, bei denen der Druck hoch gestiegen war, bei denen trotz der scheinbaren Undurchgängigkeit gelegentlich doch etwas Gas in die Bauchhöhle einströmt. Ich habe, worauf ich noch zurückkomme, auf die Durchleuchtung ganz verzichtet, da die Auskultation und das Symptom des Schulterschmerzes mit großer Verläßlichkeit die Diagnose der Wegsamkeit beider oder eines Eileiters gestatten.

Eine wesentliche Vervollkommnung der Methode bedeutete die Verwendung eines Volumeters, das einem von der Firma Wallace & Tiernau zur Chlordesinfektion des Wassers verwendeten Apparat nachgebildet ist und eine auf Kubikzentimeter genaue Ablesung der unter dem jeweils durch das Manometer angezeigten Druck eingeblasenen Gasmenge erlaubt. Rubin sowie auch wir bedienen uns ständig eines von Paul Haack in Wien hergestellten gläsernen Volumeters, das auskochbar ist und sich uns ebenso wie die ganze Untersuchungstechnik so bewährt hat, daß ich im Laufe der bisnun vorgenommenen rund 1000 Einzeluntersuchungen nie das geringste Bedürfnis empfunden habe, irgend etwas zu verändern oder zu verbessern.

Bevor ich auf die verschiedenen Verbesserungsvorschläge sowie Änderungen der Apparatur und deren Verwendung eingehe, will ich eine genaue Beschreibung des Verfahrens geben, wie es an unserer Klinik geübt wird.

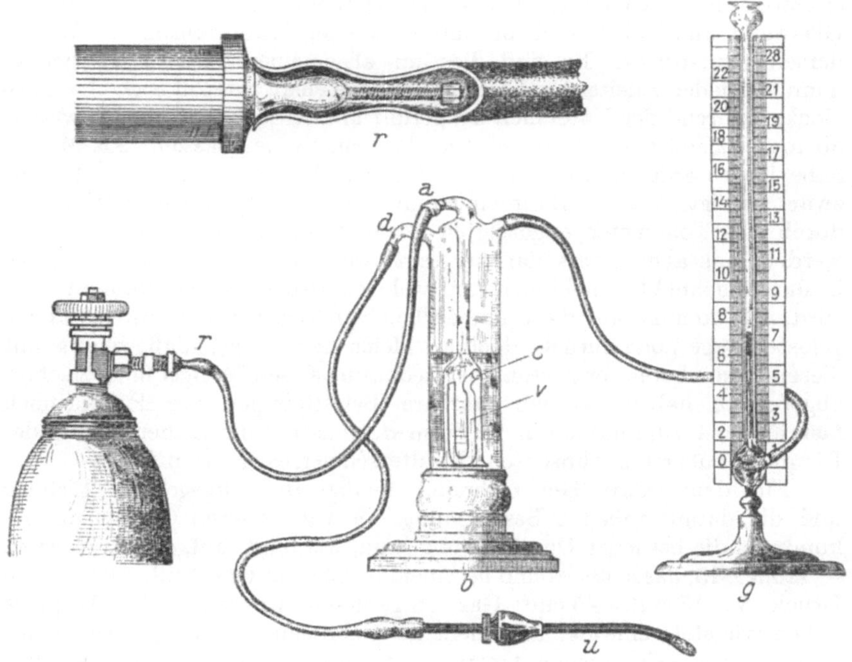

Abb. 1. Durchblasungsapparat nach Rubin

Der Apparat besteht aus einem mit einem Gärtnerschen Tonometer g verbundenen Volumeter b mit einer eingebauten Glasglocke v; diese ist unten offen und steht außerdem durch ein U-Rohr mit dem freien Raume des Volumeters in Verbindung. Im Gebrauch muß das

Volumeter bis über die Öffnung *c* mit Wasser gefüllt sein. Das Gas strömt durch den Ansatz bei *a* in die Glasglocke und verdrängt das Wasser aus der Glocke und dem offenen Schenkel des U-Rohres, bis dessen tiefster Punkt erreicht ist. In diesem Moment entweicht das Gas aus dem U-Rohr, durch die Öffnung *c* in den freien Raum des Volumeters und die in der Glocke angesammelte Luft folgt unter dem Drucke des verdrängten Wassers nach, worauf das Spiel von neuem beginnt. Durch den Ansatz *d* strömt das im freien Raume des Volumeters befindliche Gas durch einen dünnen Gummischlauch zu der an ihrem aufgebogenen Ende mehrfach durchlochten Uteruskanüle *u*, die mit einem verschiebbaren Gummistoppel zur Abdichtung am äußeren Muttermund versehen ist. Die aus der Abbildung leicht verständliche Anordnung hat den Vorteil, daß man in der Lage ist, die in die Bauchhöhle eingeblasene Gasmenge auf Kubikzentimeter genau zu bestimmen; es empfiehlt sich zu diesem Zwecke, das Volumeter vor dem Gebrauch einmal zu eichen, indem man sich den einer einmaligen Füllung und Entleerung der Glasglocke entsprechenden Unterschied des Wasserstandes im Volumeter an der Glaswand anzeichnet und bestimmt, wieviel Kubikzentimeter Wasser derselbe entspricht. Es sind dies im allgemeinen 15 cm³. Es genügt dann bei jeder Eileiterdurchblasung festzustellen, wie oft sich die Glasglocke während der Untersuchung gefüllt und entleert hat, um zu wissen, ob man 2,3 oder 4mal 15 cm³ Gas hat einströmen lassen. Als Mangel habe ich es anfangs allerdings empfunden, daß diese Art der Messung zwar anzeigt, wieviel Raumeinheiten eines unter einem bestimmten, durch das Tonometer angezeigten Drucke stehenden Gases einverleibt werden, uns aber nichts darüber sagt, welchen Raum diese Gasmenge in der Bauchhöhle einnehmen und welchen Druck sie daselbst entfalten wird. Ich komme auf diese namentlich von Guthmann sehr sinnreich gelöste Frage noch zurück, doch sei gleich hier gesagt, daß wir uns mit diesem scheinbaren, praktisch aber bedeutungslosen Mangel umso leichter abgefunden haben, als wir stärkere Belästigungen der Patientinnen fast nie oder zumindest nur in Form des uns für die Sicherstellung der Diagnose äußerst erwünschten Schulterschmerzes gesehen haben.

Für den praktischen Gebrauch genügt die angegebene Eichung und die darauf fußende Bestimmung der verwendeten Gasmenge vollkommen, die bei jeder Durchblasung kurz, wie folgt, aufgezeichnet wird: — 120,3 × 15, das heißt, es sind bei einem bis 120 mm Quecksilber steigenden Druck 3 × 15 cm³ = 45 cm³ Gas eingeblasen worden. Als Gasquelle haben wir stets eine der allgemein im Gebrauch stehenden Gasbomben verwendet, wie sie in jedem Operationsraum und selbst auf jeder internen Krankenhausabteilung vorhanden sind und heute auch sonst jedermann leihweise zur Verfügung stehen.

Da die Verschlußvorrichtung der Gasbombe eine feinere Regelung des Gasstromes, wie sie für eine Eileiterdurchblasung unerläßlich ist, nicht gestattet, ist die Verwendung eines Reduktionsventiles (Abb. 1 *r*) mit einer durch die Wand des Schlauches drehbaren Schraube unbedingt notwendig.

Was die Art des verwendeten Gases betrifft, sind wir dem Sauerstoff treu geblieben und ich möchte dies auch ganz allgemein aus zwei Gründen empfehlen: namentlich in kleineren Betrieben kann die Anwesenheit einer Kohlensäurebombe neben einer im Operationssaal oder auf der Krankenstation befindlichen Sauerstoffbombe einmal zu einer folgenschweren, das Leben eines Kranken bedrohenden Verwechslung führen und zweitens dürfte einer Gasembolie während der Durchblasung — die, wenn schon sie bei entsprechender Technik vermeidbar ist, doch im Bereich der Möglichkeit liegt und vielleicht auch schon vorgekommen ist (Engelmann) — bei Verwendung von Kohlensäure eine wesentlich ernstere Bedeutung zukommen, während das Eindringen selbst verhältnismäßig größerer Mengen von Sauerstoff in die Blutbahn (Sauerstoffeinblasung bei Pneumonie!) von keinen üblen Folgen begleitet ist. Der Einwand, daß Kohlensäure aus der Bauchhöhle schneller verschwindet als Sauerstoff und infolgedessen weniger und weniger langdauernde Beschwerden verursacht, ist in Anbetracht der verhältnismäßig geringen notwendigen Mengen hinfällig, um so mehr als wir dem bei Verwendung von Sauerstoff häufiger und deutlicher ausgeprägten Zeichen des Schulterschmerzes — wovon noch die Rede sein wird — für die sichere Erkennung der Durchgängigkeit der Eileiter große Bedeutung beimessen.

Das Volumeter wird vor dem ersten Gebrauch, wie schon angegeben, bis über die Öffnung c des U-Rohres mit reinem Wasser (jeglicher Zusatz desinfizierender Substanzen ist, wie die Erfahrung gezeigt hat, überflüssig und wegen der Möglichkeit einer Reizwirkung auf Schleimhaut oder Bauchfell zu widerraten) gefüllt und samt den zu- und abführenden Schläuchen im Dampftopf sterilisiert, die Uteruskanüle selbstverständlich jedesmal ausgekocht und nach dem Gebrauch von Schleim oder Blut sorgfältig gereinigt. Der Gaszustrom muß vor jeder Untersuchung durch Stellen der Schraube am Reduktionsventil genau geregelt werden, und zwar so, daß bei vollständigem Abklemmen des Schlauches bei d der Manometerdruck in 10 bis 15 Sekunden auf 100 mm Quecksilber steigt.

Obwohl ja in jedem Falle die Anzeige zur Durchblasung nur auf Grund einer besonders sorgfältigen Untersuchung der Frau gestellt werden darf, muß zur Feststellung der Lage und Haltung der Gebärmutter eine neuerliche Untersuchung unmittelbar vor der Durchblasung unbedingt verlangt werden und der gegebenen Falles retroflektierte Uterus aufgerichtet werden. Die Berechtigung dieser schon von Rubin und später von Stiaßny erhobenen Forderung ist durch die Möglichkeit begründet, daß bei retroflektiertem Uterus die Eileiter abgeknickt oder die Fimbrientrichter der in den Douglas herabhängenden Eileiter zwischen Gebärmutterkörper und Beckenwand eingeklemmt werden können, wodurch unter Umständen, wie dies in einem unserer Fälle (Ster. Fall 226, S. 48) tatsächlich geschehen ist, eine Undurchgängigkeit der Eileiter vorgetäuscht werden kann.

Die Ausführung der Untersuchung selbst gestaltet sich so, daß man sich die Portio vaginalis mit einem selbsthaltenden Scheidenspiegel (wir bevorzugen den Scherbakspiegel mit Gewichtzug) einstellt, die

Muttermundlippe rechts vorne mit einer Kugelzange unter vollkommener Freilassung des Muttermundes faßt und herabzieht, die Portio mit Jodtinktur pinselt und mit einer Sonde die Länge von Cervix und Corpus bestimmt. Darauf wird entsprechend der gefundenen Länge der Gummistoppel an der Uteruskanüle, aus der man das vom Auskochen zurückgebliebene Wasser durch kurzes, mehrmaliges Schleudern entfernt hat, so verschoben, daß das aufgebogene Ende der Kanüle den Gummistoppel mindestens aber ja nicht viel mehr überragt als der Länge des Gebärmutterhalses entspricht. Darauf wird die Kanüle an den Schlauch angesetzt und für alle Fälle durch Zuklemmen des Schlauches mit dem Finger das System nochmals auf seine Luftdichtigkeit bis zu einem Drucke von 230 mm Hg geprüft. Dann wird die Kanüle bei ausströmendem Gase in die Gebärmutter eingeführt und der Stoppel luftdicht gegen den Muttermund gedrückt. Gelegentlich gelingt es trotz kräftigen Andrückens des Gummipfropfens, dessen Verschiebung durch die die Kanüle haltenden Finger sorgfältig zu verhindern ist, nicht, einen luftdichten Verschluß zu erzielen. Ausnahmsweise geschieht dies bei unveränderter Portio, häufiger bei Lazerationen durch vorausgehende Geburten in Fällen sekundärer Sterilität und vor allem nach Diszissionen. Durch Anlegen einer zweiten und dritten, manchmal sogar einer vierten Kugelzange läßt sich dieser Übelstand fast ausnahmslos beheben. Der Vorschlag von Henderson und Amos bei der Durchblasung überhaupt keine Kugelzange zu verwenden und den Abschluß allein durch das Andrücken des Gummipfropfens gegen die Portio zu erzielen, wird sich in vielen Fällen nicht verwirklichen lassen und beeinträchtigt m. E. die Verläßlichkeit der Untersuchung.

Nun wird aufmerksam mit Aug und Ohr darauf geachtet, ob kein Gas neben der Kanüle zurückströmt, was bei ruhiger Umgebung einwandfrei gelingt.

Um das Rückströmen von Gas oder Luft neben der Uteruskanüle mit absoluter Sicherheit erkennen zu können, hat Furniss empfohlen, etwas Flüssigkeit in die Scheide zu gießen. Henderson benützt ebenso wie Engelmann Borlösung, ersterer bei gleichzeitiger Beckenhochlagerung. Im allgemeinen kann man wohl darauf verzichten, denn ich habe von diesem Vorschlag bisher keinen Gebrauch gemacht und würde, wenn sich in einem besonderen Falle die Notwendigkeit einer solchen Maßnahme ergeben würde, als Abschlußflüssigkeit mit Guthmann eine Seifenlösung empfehlen.

Gleichzeitig wird der Quecksilberstand am Manometer sowie die Zahl der „Glasglockenfüllungen“ festgestellt. Bleibt der Manometerdruck dauernd unter 100 oder steigt er bei ruhigem Einströmen nicht über 150 mm, so ist man berechtigt, die Eileiter als durchgängig anzusehen. Steigt der Druck bis 200 und zeigt Neigung, noch weiter zu steigen, ist die Diagnose Eileiterverschluß zu stellen, und die Uteruskanüle zu entfernen. Rubin selbst bedient sich eines am Griff des Intrauterinkatheters angebrachten Nadelventils, das es ermöglicht, durch einfachen Fingerdruck den intrauterinen Gasdruck rasch herabzusetzen. Höheren

Druck als 200 mm anzuwenden, verbietet sich wegen der damit verbundenen Gefahren. Auf diese sowie die diagnostische Verwertung der bei der Durchblasung gemachten Beobachtungen wird in den folgenden Abschnitten genauer eingegangen werden. Hier sei nur soviel gesagt, daß die von H. Henderson und Amos als ersten empfohlene, durch einen Assistenten während der Durchblasung besorgte Auskultation des Abdomens eine sehr nützliche, aber wenn man von der Feststellung eines einseitigen Eileiterverschlusses absieht, nach unserer Erfahrung durchaus entbehrlich ist.

Das Nichtvorhandensein des Originalapparates, die vermeintliche Schwierigkeit, sich in den Besitz einer Sauerstoffbombe zu setzen, der Wunsch, die Gasmenge ohne Rücksicht auf den zur Einblasung nötigen Druck genau bestimmen zu können, das Bestreben, das nach dem Obengesagten denkbarst einfache Verfahren noch zu vereinfachen, hat zu einer ganzen Reihe von Verbesserungsvorschlägen geführt.

Eine grundsätzliche Änderung der Untersuchungstechnik hat als erster Furniss eingeführt, indem er statt des unmittelbaren Anschlusses der Uteruskanüle an die Kohlensäurebombe eine mit CO_2 gefüllte, 30 cm³ fassende Glasspritze benützt, aus der er das Gas in den Uterus bläst. Der Druck wird durch ein angeschlossenes, bussolenförmiges Manometer angezeigt. Das grundsätzlich Neue daran war die Verwendung einer abgemessenen, nicht unter Druck stehenden Gasmenge. Obwohl bei der sehr kleinen Gasmenge besondere Beschwerden kaum zu erwarten sind, hält er an der Verwendung der schon von Rubin und später von I. C. Hirst wegen der rascheren Resorbierbarkeit empfohlenen Kohlensäure fest, ebenso wie Guthmann, der in einem Kippschen Apparat entwickeltes Kohlensäureanhydrid verwendet. Dasselbe wird in einen kalibrierten Gasometer geleitet, bis die gewünschte Gasmenge sich angesammelt hat, worauf die Gaszufuhr abgesperrt und das im Gasometer befindliche Gas durch Heben eines Niveaugefäßes unter den zur Einblasung nötigen Druck gesetzt wird. Die sehr sinnreiche, wenn auch für das Sprechzimmer des Arztes etwas umständliche Anordnung, von der Sellheim sagt, „sie mute an, wie ein kleines Laboratorium", gestattet in der Tat eine absolut genaue Messung der verwendeten Gasmenge. Die rascher resorbierbare Kohlensäure löste auch in Mengen bis zu 300 cm³ keine subjektiven Erscheinungen aus. Guthmann verwendet relativ mehr Gas, weil er zur sicheren Diagnose der Eileiterdurchgängigkeit bei seinen Versuchen Wert auf das Verschwinden der Leberdämpfung und den röntgenologischen Nachweis des Gases legte, was er später als nicht unbedingt notwendig erkannt hat. Eine ganz wesentliche Vereinfachung der Methode brachte die Erkenntnis, daß für die Durchblasung ohne Schaden für die Frauen einfach Luft benützt werden kann, wobei die Verwendung von Glasspritzen mit bekanntem Inhalte die genaue Kontrolle der eingeblasenen Luftmenge gewährleistet. Der erste dahingehende Vorschlag ist von Dickinson gemacht worden, der sich eines winzigen, etwa 4 cm³ fassenden Gummiballons bedient, dessen Inhalt er durch die Eileiter drückt; N. Sproad

Heany benützt eine Ohrspritze, Sellheim, dessen Technik des Tuben-
schneuzers in Deutschland heute die meisten Anhänger gefunden hat, verwendet eine 150-cm³-Spritze, Geppert, der diese Menge für zu groß hält,
eine solche von 20 cm³ Fassungsraum, Schubert eine 100-cm³-Spritze.

Eine Reihe von Autoren, denen es anscheinend weniger um die
genaue Abmessung der Luftmenge, als hauptsächlich darum zu tun war,
von der Bombe loszukommen, benützen, wie Mandelstamm, Engelmann und Schubert zur Lufteinblasung ein Doppelgebläse, wie es
zur Blutdruckmessung nach Riva-Rocci verwendet wird. Die Verwendung von Spritzen oder Gebläsen an Stelle des ohne Zutun des
Untersuchers gleichmäßig aus einer Bombe einströmenden Gases hat
den großen Nachteil, daß eine Hand dauernd beansprucht wird und
zum Fixieren der Portio und dem Andrücken des Uteruskatheters nur
eine Hand zur Verfügung steht. Bei dieser Art der Durchblasungs-
technik bedarf der Untersucher unbedingt einer Assistenz, was entschieden
einen Nachteil bedeutet, wenn schon ohne weiteres zugegeben werden
muß, daß jeder mit der ihm gewohnten Improvisation auch ohne Verwendung des Originalapparates brauchbare Resultate erhalten kann.

Der Meinung Sellheims, daß die Verwendung einer Spritze schonender sei und vor allem deshalb einen Vorteil bedeute, weil es den Untersucher in die Lage versetze, das Eindringen der Luft und den dabei
zu überwindenden Widerstand unmittelbar zu fühlen, kann ich nicht
beipflichten. Ich habe mich wiederholt der Spritzenmethode bedient,
aber nicht den Eindruck gewonnen, daß dieses Verfahren gegenüber
der Verwendung des gleichmäßigen Gaszustromes aus der Bombe
schonender sei und eine bessere Beurteilung des zu überwindenden Wider-
standes ermögliche, als die einfache Beobachtung des Manometerdruckes.

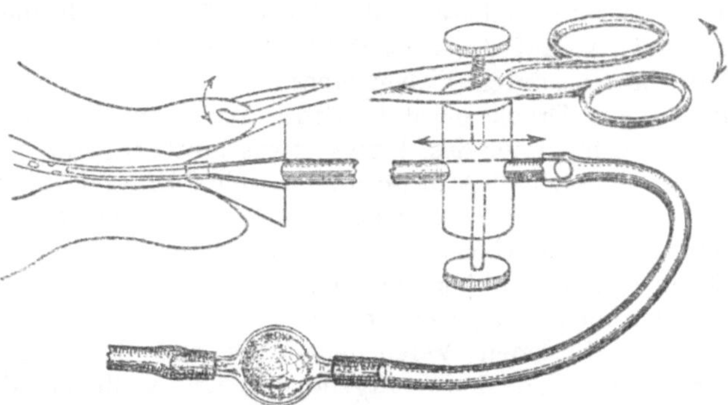

Abb. 2. Automatische Fixation der Uteruskanüle nach Ottow

Das Bestreben, während der Untersuchung die Hände oder wenigstens
eine Hand zu anderen Verrichtungen, wie Auskultation oder Aufrichtung
eines retroflektierten Uterus (Stiaßny) frei zu bekommen, hat zur
Konstruktion verschiedener Vorrichtungen geführt. Stiaßny benützt
einen stark verlängerten Uteruskatheter mit einem darübergeschobenen,
abnehmbaren Rohre, an dessen einem Ende eine Scheibe angebracht

ist, die auf die Gummiolive drückt; am distalen Ende der Gleitschiene befindet sich eine zweite Platte, auf welche der Daumen der linken Hand aufgesetzt wird, der die Gummiolive auf diese Weise gegen den Muttermund preßt, während Zeige- und Mittelfinger derselben Hand die in die Muttermundslippe eingehakte Kugelzange in entgegengesetzter Richtung anziehen. Ottow schaltet die Hände zur Erzielung eines luftdichten Abschlusses des Orificium externum dadurch vollständig aus, daß er den Uteruskatheter und die Kugelzange miteinander fest verbindet. Die Konstruktion und Verwendung des aus einer ursprünglichen Improvisation hervorgegangenen Instrumentariums ist aus der Abb. 2 ohne weiteres ersichtlich. Als besonderer Vorteil muß hervorgehoben werden, daß der Gummistoppel infolge einer konischen Verjüngung der Uteruskanüle an dieser Stelle am Zurückschlüpfen verhindert wird und ein über die biegsame Bleikanüle gezogener und an seinem Ende mehrfach durchlochter Nelatonkatheter eine Verletzung der Uterusschleimhaut verhindert. Nach Ottow haben dann noch Koch und Pribram demselben Zweck dienende Instrumente angegeben. Ich habe auch diese Instrumentarien ausgeprobt, aber wieder verlassen, weil selbst bei noch so fester Fixation bei Höhersteigen des Druckes doch gelegentlich etwas Gas unbemerkt entweichen kann, wodurch der Vorteil, selbst auskultieren zu können, wesentlich eingeschränkt wird, indem durch das Geräusch der zurückströmenden Luft fälschlicherweise eine Tubendurchgängigkeit vorgetäuscht werden kann. Ich halte überhaupt die Untersuchung für um so verläßlicher, je einfacher sie ist und sehe in dem Wunsch, möglichst viel selbst auf einmal zu beobachten, worin Sellheim sicher am weitesten geht, eine gewisse Beeinträchtigung der Verläßlichkeit.

Sellheim geht bei der Untersuchung so vor, daß er mit der linken Hand den Uteruskatheter und den Abdichtungspfropfen gegen die Portio drückt, die von einem Assistenten oder der Frau selbst mit einer Kugelzange herabgezogen wird. Die rechte Hand bedient die Spritze, während die Auskultation mittels eines Phonendoskops besorgt wird. Die Vereinigung so vieler Verrichtungen in einer Hand, wie sie die Technik Sellheims verlangt, ist wohl dem Grundsatze entsprungen, daß man sich nur auf das verlassen darf, was man selbst beobachtet hat. So richtig und beherzigenswert das auch sein mag, so hat das aber seine Grenze und es wird nicht viele Beobachter geben, die wie Sellheim im Stande sind, gleichzeitig das Manometer zu beobachten, dem Geräusch der einströmenden Luft mit Hilfe des Phonendoskops zu lauschen, mit der Hand den Widerstand beim Eindringen der Luft zu kontrollieren und daneben die Patientin zu beobachten. Aber selbst, wenn sich dies bei entsprechender Übung lernen läßt, halte ich es für einen Nachteil, daß das Rückströmen der Luft sich dem freien Hören entzieht. Es läßt sich ja zwar meist bei der Auskultation durch die Bauchdecken das beim Rückströmen der Luft erzeugte Geräusch von dem unterscheiden, das beim Austreten der Luft durch die Eileiter in die Bauchhöhle hörbar ist, aber es ist oft genug vorgekommen, daß der Kollege, der mir bei mehreren hundert Durchblasungen die Auskultation besorgt hat, nicht imstande war, eine Entscheidung zu treffen, wo ich mit freiem Ohr mit Sicherheit feststellen konnte, daß das Absinken des Manometers auf ein Undichtwerden des Muttermundabschlusses zurückzuführen war. In den wenigen, gegebenenfalles unsicheren Fällen bringt das Auftreten des Schulterschmerzes die gewünschte Aufklärung. Da aber der Schulterschmerz beim Einblasen etwas größerer — bzw. unter einem gewissen Drucke stehender — Gasmengen anscheinend häufiger auftritt, bei der Spritzenmethode wegen der absolut geringeren Luftmenge meist fehlt, sehe ich gerade darin einen diagnostischen Vorteil, der beim Ersatz der Bombe durch eine Spritze verloren geht. Abgesehen davon kann die Verwendung zu kleiner Luftmengen, wie sie Dickinson mit seinem 4 cm³ fassenden Ballon, Geppert mit der 20 cm³ fassenden Spritze zur Verfügung stehen, leicht zu Fehlurteilen führen, wenn man berücksichtigt, daß nach Untersuchungen von Peterson und Cron der Fassungsraum der Gebärmutterhöhle 10 bis 20 cm³ betragen kann. Dazu kommt, daß schlaffe Sactosalpingen ganz beträchtliche Luftmengen aufzunehmen imstande sind, wie ein von Frommolt beschriebener Fall zeigt, in dem von den beiderseitigen Sactosalpingen 150 cm³ Luft unter einem Druck von 100 mm unter beiderseits deutlichem Auskultationsphänomen anstandslos aufgenommen worden waren, was naturgemäß zur falschen Annahme durchgängiger Eileiter geführt hat. Wenn Sellheim auch glaubt, das Einströmen der Luft in eine Sactosalpinx auskultatorisch von dem beim Durchstreichen durch offene Eileiter auftretenden unterscheiden zu können, so muß ich sagen, daß das Auskultationsphänomen je nach dem Grade der Durchgängigkeit oft sehr wechselt und man am sichersten geht, wenn man in zweifelhaften Fällen die Diagnose vom Auftreten oder Fehlen des Schulterschmerzes abhängig macht.

Da nicht nur von Sellheim, sondern auch von anderen Autoren immer wieder auf die angeblich durch die Verwendung einer Gasbombe bedingte Umständlichkeit der Originalmethode und die „kostspielige" Apparatur hingewiesen wird, muß ich nochmals ausdrücklich betonen, daß diese Anschauung unbegründet ist. Einmal stellt m. W. die Industrie mit Sauerstoff oder CO₂ gefüllte Bomben gegen eine bescheidene Leihgebühr jedermann zur Verfügung und der Rubinsche, von Paul Haack in Wien hergestellte Apparat kostet mit Quecksilbermanometer und Reduktionsventil 32 öst. Schilling, also etwa ein Drittel dessen, was für das Sellheimsche Instrumentarium bezahlt wird.

Ich will damit keineswegs die Brauchbarkeit der von Sellheim angegebenen Technik bezweifeln oder deren Anwendung bekämpfen, sondern nur den ungerechten Vorwurf der Kompliziertheit und Kostspieligkeit der von mir bevorzugten, ursprünglichen Methode, die uns stets vollauf genügt hat, zurückzuweisen. Es wird selbstverständlich jeder, entsprechende Übung vorausgesetzt, mit dem ihm geläufigen Verfahren am besten arbeiten und ich kann darum von meinem Standpunkt aus nur immer unsere Technik besonders empfehlen. Wenn Sellheim meint, daß sich die Originalmethode wegen ihrer Umständlichkeit und Kostspieligkeit nicht recht durchsetzen konnte und erst durch die Ausarbeitung seiner Technik populär wurde, ist er, glaube ich, im Irrtum. Ich möchte eher annehmen, daß dies vor allem dem Umstand zu verdanken ist, daß er sich unermüdlich in Wort und Schrift für die gute Sache eingesetzt hat.

Andere Methoden, die Durchgängigkeit der Tuben zu bestimmen

Die Durchblasung nach Rubin ist durchaus nicht die einzige Möglichkeit, über die Durchgängigkeit der Eileiter Aufschluß zu erhalten. So hat sich ja die Durchblasung selbst aus Versuchen entwickelt, mittels Röntgenaufnahmen, nach Injektion schattengebender Substanzen, Gebärmutterhöhle und Eileiterlichtung darzustellen. Rubin, der zu diesem Zwecke ebenso wie Cary Collargollösungen benützt hat, hat dieses Verfahren zwar ganz zugunsten der Durchblasung aufgegeben, doch ist erst vor kurzem Schober neuerdings mit ähnlichen Versuchen hervorgetreten. Er benutzt Bromnatriumlösung und hat auf der XIX. Tagung der Deutschen Gesellschaft für Gynäkologie eine Reihe ausgezeichneter Röntgenbilder gezeigt, die überzeugend für die Brauchbarkeit der Methode sprechen. Die Berechtigung dieser Art der Eileiterdarstellung liegt in der Tatsache, daß sie uns nicht nur — ebenso wie die Eileiterdurchblasung — sagt, ob der Weg frei ist, sondern bei Undurchgängigkeit auch zeigt, wo der Verschluß sitzt. Die Lokalisation des Verschlusses in der Pars interstitialis, dem Isthmus oder am ampullären Ende ist aber für die Art der zu wählenden Operation ebenso wie für die Prognosestellung von außerordentlicher Bedeutung. Liegt das Hindernis im intramuralen Tubenteil, so kommt als Operation nur die Einpflanzung der Tube nach Eröffnung des Uterus in Betracht, also im Vergleich mit einer Salpingostomie ein gewiß mit mehr Komplikationsmöglichkeiten belasteter Eingriff, dessen Erfolgsaussichten nach den bisherigen Erfahrungen nicht gerade überwältigend sind. Meines Wissens ist bisher nur Untersberger als Erster und Einziger in Europa so glücklich gewesen, einer Frau auf diese Weise zur ersehnten Schwangerschaft zu verhelfen[1]). Anderseits ist durch diesen einen Erfolg die Berechtigung der Operation erwiesen und desgleichen die Überlegenheit der radiologischen Darstellung der Eileiter gegenüber der einfachen Durchblasung. Es wäre indes wohl verfehlt, die Gasdurchblasung zugunsten der von Schober ausgearbeiteten Untersuchungsmethode zu vernachlässigen. Einmal ist sie gewiß schwieriger und an das Vorhandensein einer Röntgeneinrichtung gebunden, und weiter muß man sich fragen, — um so mehr, als dies wiederholt, gegen die bloße Durchblasung eingewendet worden ist, ob nicht doch eine derartige Salpingographie auch einmal zum Verschluß vorher durchgängiger Tuben führen könne, wie dies am XIX. Gynäkologenkongreß in Wien Albrecht, in der

---

[1]) Ein zweiter derartiger Fall ist inzwischen von A. Mandelstamm beschrieben worden. Zentralbl. f. Gyn. 1926. S. 2378.

Gynäkologischen Gesellschaft in Breslau Asch und Hannes ausgesprochen haben. Im übrigen handelt es sich bei beiden Methoden nicht um Konkurrenzunternehmungen und die Frage geht nicht dahin, welche von beiden besser, sondern wann die eine oder die andere, oder beide erlaubt und erwünscht sind. Gestützt auf eigene Erfahrung und durch mehr als ein halbes Tausend Einzeluntersuchungen von der Harmlosigkeit der Durchblasung überzeugt, würde ich als erstes unbedingt die Durchblasung empfehlen und nur bei nachgewiesenem Verschluß die Salpingographie zu Rate ziehen, soweit danach überhaupt noch ein Bedürfnis besteht, nachdem man sich ohnedies zur Laparotomie entschlossen hat. Dasselbe gilt für die von Joachimovits kürzlich empfohlene, röntgenologische Darstellung des Uteruscavums und der Eileiter durch Füllung mit 20% Jodipin, Merck.

Die von Heynemann und Nürnberger wiederholt empfohlene Einspritzung von Carminum caeruleum als 4%-Lösung in physiologischer Kochsalzlösung in den Uterus bei offenem Bauch, um in zweifelhaften Fällen die Durchgängigkeit der Tuben zu prüfen, kann mit der Durchblasung als solche nicht in Wettbewerb treten, weil ihre Anwendung an die Ausführung eines Bauchschnittes gebunden ist: Dann allerdings mag sie ja ausnahmsweise, wie in dem Fall von Geppert, geeignet sein, das Ergebnis der Tubendurchblasung zu korrigieren. Ich selbst bin bisher nicht in die Lage gekommen, davon Gebrauch zu machen, weil der Befund bei den operierten Fällen das Durchblasungsergebnis ausnahmslos bestätigt hat.

Schließlich sei hier die von v. Ott empfohlene Methode erwähnt. Er injiziert 10 cm³ einer 10% Emulsion feinpulverisierter Holzkohle in physiologischer Kochsalzlösung durch das hintere Scheidengewölbe in die Bauchhöhle. Die Kohlenpartikelchen wandern durch die Eileiter in den Uterus und ihr Nachweis im Cervikalschleim beweist die Durchgängigkeit zumindest einer Tube. In einem der sechs von v. Ott auf diese Weise untersuchten Fälle waren die Kohlenpartikelchen schon 10 bis 12 Minuten nach der Injektion nachweisbar, in den übrigen war der Befund innerhalb von 24 Stunden sicher positiv. v. Ott hält die Methode für verläßlicher als die „gewagte Methode" der Durchblasung, zu der er nicht das geringste Vertrauen hat und über die er keinerlei persönliche Erfahrung besitzt. Sein absprechendes Urteil gründet sich, trotz der sonst günstig lautenden Mitteilungen namentlich Sellheims vor allem auf den Bericht von Frommolt aus der Klinik Stoeckel, in dem mitgeteilt wird, daß der Operationsbefund mit dem Durchblasungsergebnis nur in 58,6% der Fälle übereinstimme, während viermal die Operation das glatte Gegenteil ergäbe und in acht Fällen das Resultat als zweifelhaft bezeichnet werden müsse. Trotzdem schließt Frommolt seine Ausführungen damit, daß er es durchaus für statthaft und wünschenswert hält, vor einem operativen Eingriff zur Behebung einer bestehenden Sterilität einen Durchblasungsversuch macht, also gewiß nicht mit einer Ablehnung des Verfahrens. Wenn v. Ott seinerseits aus den vielen über die Durchblasung erschienen Arbeiten nur die vielfach einer unzweckmäßigen Anwendung entspringenden, üblen Zufälle herausgreift und auch Frommolts Mitteilung nur zur Begründung seines ablehnenden Standpunktes verwertet, um die Notwendigkeit seines Verfahrens begründen zu können, so kann man sich des Eindruckes einer gewissen Voreingenommenheit nicht erwehren. Abgesehen davon, daß es nicht angeht, auf Grund eines in sechs Fällen wiederholten Versuches ein Verfahren zur Nachprüfung zu empfehlen, ist es unberechtigt, eine tausendfältig bewährte Untersuchungsmethode abzulehnen, ohne die geringste persönliche Erfahrung in derselben zu besitzen. Meines Erachtens liegt ein großer Nachteil der v. Ottschen Durchgängigkeitsprüfung in der wesentlich größeren Schmerzhaftigkeit des Einstiches in das hintere Scheidengewölbe und der bei Vorhandensein von perimetritischen Adhäsionen in vielen Fällen möglichen Fehlergebnisse. Die Notwendigkeit, nach 24 Stunden das Cervixsekret mindestens einmal, in manchen Fällen mehrmals untersuchen zu müssen, bedeutet gewiß keine Vereinfachung und ob die Einbringung corpuskulärer Elemente, die in größerer Menge ihren Weg durch die Eileiter nehmen, schonender ist, als das Durchstreichen von Luft oder einem anderen Gas, erscheint mir zumindest fraglich. Der einzige Vorteil liegt wohl darin, daß selbst bei infiziertem Cervicalkanal ein Keimtransport in und durch die Eileiter nicht erfolgen kann. Ich glaube indes, daß die Methode kaum Nachahmung finden wird, solange v. Ott nicht über einwandfreie Resultate an großen Reihen von Fällen wird berichtet haben.

Dies ist zwar noch nicht geschehen, wohl aber liegt schon ein Bericht von Lemperg über einen Fall vor, in dem sich im Anschluß an eine v. Ottsche Durchgängigkeitsprüfung mittels Einspritzung von pulverisierter Holzkohle, die von dem Vorstande einer Klinik — also wohl unter den günstigsten Voraussetzungen — vorgenommen worden war, eine schwere, chronische Peritonitis entwickelt hatte, deren Folgen sich trotz Operation und energischer Nachbehandlung nicht gänzlich beheben ließen.

Ist die Eileiterdurchblasung gefährlich?

Wenn wir im allgemeinen den Standpunkt vertreten, daß die unbedenkliche Anwendung eines diagnostischen Verfahrens dessen Ungefährlichkeit zur Voraussetzung hat, so ist dies nur mit der Einschränkung richtig, daß unter Umständen die Schwere der Erkrankung auf der einen, die Größe der durch die Untersuchung für die Erkennung und Behandlung eines Leidens erzielbare Gewinn, auf der anderen Seite Untersuchungsmethoden rechtfertigen können, die für die Gesundheit, ja das Leben des zu Untersuchenden durchaus nicht gleichgültig sind. Ich verweise, um nur einige Beispiele zu nennen, auf die Lumbalpunktion, die Luftfüllung großer Gelenke und der Hirnventrikel, das Pneumoperitoneum, die Pyelographie nach Füllung des Nierenbeckens mit Luft oder schattengebenden Lösungen, die Einbringung von Lipjodol in die feinsten Verzweigungen der Bronchien und andere Verfahren.

Der Eileiterdurchblasung gegenüber ist eine um so schärfere Kritik am Platze, da ja die Unfruchtbarkeit keine Krankheit im engeren Sinne des Wortes, sondern lediglich eine funktionelle Störung bedeutet. So hoch man auch mit Recht die seelischen Schmerzen einer Frau einschätzen mag, der durch die Unmöglichkeit zu empfangen und Mutter zu werden, die Möglichkeit der höchsten Entfaltung versagt ist, so darf man doch nicht vergessen, daß es sich dabei um sonst körperlich gesunde, voll leistungsfähige und beschwerdefreie Frauen handelt.

Keine wie immer geartete, im Gefolge der Durchblasung auftretende Schädigung kann füglich durch deren diagnostische Bedeutung gerechtfertigt werden.

Die unbedenkliche Empfehlung der Eileiterdurchblasung als gangbare Untersuchung in Fällen der Unfruchtbarkeit ist nur dann erlaubt, wenn es sich erweisen sollte, daß die in ihrem Gefolge eingetretenen Schädigungen, ja Todesfälle lediglich durch Fehler in der Anwendung und Art der Ausführung der Untersuchung bedingt waren und sich bei strenger Beachtung der von Rubin, mir und vielen anderen immer wieder hervorgehobenen Gegenanzeigen in Zukunft werden vermeiden lassen.

Was nun die Gefahren der Durchblasung im einzelnen Falle betrifft, so könnte die untersuchte Frau einmal durch die Luft- oder Gaseinblasung als solche geschädigt werden und dann dadurch, daß mit der Luft Keime in die Gebärmutterhöhle, die Eileiter, ja selbst in die Bauchhöhle verschleppt werden. Endlich kann durch die bei der Untersuchung unvermeidliche Einführung von Instrumenten das Aufwärtswandern von Keimen oder das Aufflackern eines scheinbar schon zur Ruhe gekommenen Adnexprozesses begünstigt werden.

Um auf die Gefahren der Lufteinblasung als solche zurückzukommen, so kann allein das Eindringen der Luft in die Bauchhöhle, infolge der plötzlichen Aufhebung des negativen Druckes, die dadurch bedingte Lockerung des festen Gefüges der Baucheingeweide, das Herabsinken der Leber und beim Aufsetzen der Kranken — namentlich wenn größere Gasmengen eingeführt wurden — der plötzliche Zwerchfellhochstand zu leichten und schwereren Graden von Oppressionsgefühl, Kollaps, unter Umständen auch reflektorisch zu vorübergehendem Herz- und Atmungsstillstand führen. So haben Rongy und Rosenfeld einen Fall von schwerer, aber rasch vorübergehender Synkope und zweimal leichtere derartige Zustände gesehen, die sie durch den Zwerchfellhochstand erklären zu können glauben. Desgleichen erwähnt Thiess einige Male Kollaps gesehen zu haben. Solche Kollapse, so erschreckend sie augenblicklich für den Betroffenen und seine Umgebung, namentlich den Arzt, wirken, gehen glücklicherweise meist rasch vorüber, ohne anderes als die heilsame und nachdrückliche Warnung zu hinterlassen, in Zukunft vorsichtiger zu sein. Sie lassen sich auch gewiß leicht vermeiden, wenn man die zur Sicherstellung der Eileiterdurchgängigkeit notwendige

Gasmenge auf das notwendigste Maß beschränkt und leicht erregbare, offensichtlich minderwertige Frauen von der Untersuchung überhaupt ausschließt. Ich habe in dieser Hinsicht, wenn ich von einem Fall absehe, wo durch die Untersuchung ein unzweideutiger hysterischer Anfall ausgelöst worden ist, den man nicht gut der Durchblasung zur Last legen kann, überhaupt keinen unangenehmen Zwischenfall erlebt.

Viel ernster wäre die wiederholt besprochene Gefahr der Luftembolie zu beurteilen, die für viele Autoren das Schreckgespenst der Eileiterdurchblasung bildet, obwohl eine solche mit Sicherheit bisher noch nicht nachgewiesen ist. Jedenfalls lassen zumindest zwei von den drei bisher im deutschen Schrifttum von Engelmann, Schallehn sowie Frommolt als vermutliche Luftembolien beschriebenen Beobachtungen recht wohl eine andere Deutung zu.

In dem Fall von Engelmann handelte es sich um eine 29jährige Frau, bei der 6 Jahre vorher eine Erweiterung des Cervikalkanales und vor 2 Jahren eine Blinddarmoperation gemacht worden war. Die Durchblasung wurde bei einem Druck von 190 mm mit einem Gebläse — also ohne jede Messung der eingebrachten Luftmenge — vorgenommen und diese, wie Engelmann selbst zugibt, länger als notwendig fortgesetzt: „Das Einströmen der Luft über beiden Tuben ist besonders gut hörbar. Aus diesem Grunde wird die Durchblasung fortgesetzt, um mehreren anwesenden Kollegen das Phänomen zu demonstrieren." Während der Durchblasung tritt plötzlich ein Kollaps ein, mit tiefer Cyanose, erschwerter Atmung, Puls langsam, sehr klein, aussetzend. Patientin vollkommen reaktionslos auf äußere Reize. Über dem ganzen Herzen lautes, kochendes, etwas brodelndes Geräusch, nicht an eine Herzphase gebunden. Herzschläge in unregelmäßiger Folge. Langsames Erholen in etwa 15 Minuten, unter Kampfer, Sauerstoffeinatmung, horizontaler Lagerung. Die Geräusche über dem Herzen schwinden langsam, sind nach 20 Minuten vollkommen weg. Bis zum Abend leichte Benommenheit, noch einmal Erbrechen. Später vollkommenes Wohlbefinden. Patientin glaubt, sie habe Narkose bekommen. Das eigentümliche Geräusch über dem Herzen wurde von einem Internisten bestätigt und ebenfalls als entscheidend für die Annahme einer Luftembolie aufgefaßt.

So sehr in diesem Fall die Annahme einer wenn auch keineswegs sichergestellten Luftembolie berechtigt sein mag, so ist es doch ebenso sicher, daß sich dieser üble Zufall, wie Engelmann selbst betont, leicht hätte vermeiden lassen und daß er der Durchblasung als solcher nicht zur Last fällt.

Dasselbe gilt von dem Fall von Schallehn, der die Durchblasung zur Feststellung des Heilerfolges bei einer doppelseitig ausgeführten Salpingostomie vorgenommen hat. Auch hier ist die Lufteinblasung zum Zwecke der Vorführung länger als notwendig fortgesetzt worden. Als sich die Frau in der Freude über die gelungene Probe anscheinend rasch aufrichtete, um vom Tisch zu springen, stürzte sie wie vom Blitz getroffen zusammen, unter starker Cyanose, bei verlangsamtem aber deutlich fühlbarem Puls, stockender Atmung, reaktionslosen Pupillen, keinen Reflexen. Flache Lagerung, künstliche Atmung. Puls wird nicht nennenswert schlechter. Allmählich setzt die Atmung ein, nach 10 Minuten beginnt die Frau sich wieder zu regen. Beim Aufwachen sieht sie alles verzerrt und hat bis zum Abend das Gefühl eines Bleiklumpens in der linken Brust. Am nächsten Tag ist alles in Ordnung. Obwohl Schallehn zunächst der Meinung war, daß der Kollaps auf das zu große Luftquantum zurückzuführen sei, glaubt er nachträglich wegen der Ähnlichkeit des Verlaufes mit dem von Engelmann beschriebenen, auch in seinem Falle eine Luftembolie annehmen zu müssen. Wenn in dem Falle Engelmanns die Möglichkeit einer Luftembolie nicht ganz von der Hand gewiesen werden kann, so glaube ich, daß in dem Falle von Schallehn die Erscheinungen durch die Überfüllung der Bauchhöhle mit Luft genügend erklärt sind. Vor allem scheint mir die geringe Störung der Herztätigkeit dafür zu sprechen.

Was endlich den aus der Klinik Stöckel von Frommolt mitgeteilten Fall betrifft, wo bei einer Frau mit schmerzhaftem rechtsseitigem Haematocelensack vor der Operation 50 cm³ Luft unter einem Druck von 150 mm Hg eingeblasen worden waren und dann während der Operation bei zunächst gutem Puls Erscheinungen von Lungenödem aufgetreten sind, die Frau nach Aufhebung der Beckenhochlagerung kollabiert und aus dem Kollaps nicht mehr erwacht ist, so hat hier die Annahme eines Herzschocks mehr Wahrscheinlichkeit, als die einer Luftembolie. Abgesehen davon, daß bei der intrakardialen Injektion keine Luft entwichen ist, gewinnt diese Deutung dadurch eine Stütze, daß es sich um eine fettleibige Frau mit männlichem Behaarungstyp und kaum tastbarer Schilddrüse gehandelt hat. Es ist somit immerhin möglich, daß Störungen der inneren Sekretion mit zu dem tragischen Ausgange beigetragen haben. Eine strengere Anzeigestellung — Frommolt sagt ja selbst, daß der Fall aus der ersten Zeit stammt, wo es zur Erweiterung der persönlichen Erfahrung mit der Verwendung der Durchblasung nicht so streng genommen wurde — hätte das Aufwerfen der „Schuldfrage" überhaupt erspart, denn nach unserem Standpunkt hätte das Vorhandensein von Schmerzen die Frau von vorneherein von der Durchblasung ausgeschlossen. Ich muß dies, wie es schon bei den anderen Fällen geschehen ist, auch für diesen Fall, obschon der Tod hier mit der Durchblasung kaum zusammenhängen dürfte, neuerdings betonen, weil diese Fälle wiederholt zur Warnung vor der Eileiterdurchblasung mißbraucht worden sind und aller Wahrscheinlichkeit nach auch in Zukunft im Schrifttum der Versuch gemacht werden wird, unter Hinweis auf dieselben das Anwendungsgebiet des so außerordentlich nützlichen Verfahrens ungerechtfertigterweise einzuschränken.

Veranlaßt durch den üblen Zwischenfall hat nun Schallehn Durchblasungsversuche an extirpierten Uteris gemacht, bei denen sich die „erschreckende" Tatsache ergeben hat, daß auch in Fällen, wo die Eileiter bei 60 bis 90 mm Hg durchgängig waren, bei Steigerung des Druckes bis 120 mm Hg und darüber nicht nur unterhalb der Tubenecken, sondern auch tiefer, in der Höhe des inneren Muttermundes die Luft unter Wasser hervorgesprudelt ist. Dabei konnte er feststellen, daß der Luftaustritt aus den Spermatical- und den großen Uterinvenen erfolgt. Da bei einem

myomatösen Uterus, der vorher ausgeschabt worden war, die Luft
schon bei einem Druck von 70 mm Hg aus den Seitenkanten ausströmte,
hat er bei einer Reihe von Uteri die Luftdichtigkeit vor und nach der
Auskratzung geprüft und gefunden, daß z. B. eine wegen Carcinoma
colli entfernte Gebärmutter, die sich vor der Abrasio als absolut dicht
erwiesen hatte, nach derselben bei einem Hg-Druck von 120 mm Luft
durchließ! Schallehn hat dann auch weiterhin feststellen können,
daß bei zunächst luftdichtem Uteri die geringste Verletzung genügt,
Luft bei verhältnismäßig geringem Druck in großer Menge austreten
zu lassen. Aber auch ohne vorangegangene Verletzung der Schleimhaut
erweisen sich eine Reihe besonders großer, schlaffer Uteri als undicht.
Schallehn glaubt — obwohl sich weder makroskopisch noch mikroskopisch die geringste Verletzung nachweisen ließ, doch, daß auch in
diesen Fällen durch die Untersuchung nicht nachweisbare Zusammen-
hangstrennungen durch Platzen infolge von Überdehnung den Durchtritt
der Luft ermöglichen. Es ist nur zu begreiflich, daß die Vorführungen
Schallehns — wie aus der Stellungnahme von Franz und Keller
hervorgeht — nicht dazu angetan waren, von der Unschädlichkeit der
Durchblasung zu überzeugen. Sellheim, der die Befunde Schallehns
nachgeprüft hat, kommt zu einem wesentlich anderen Ergebnis, indem
er nur einmal eine außerordentlich schlaffe Gebärmutter bei 250 mm Hg
durchgängig gefunden hat, während sich bei sieben anderen Uteri selbst
bei einem Druck von 400 mm Hg keine Luft in und durch die Gefäße
pressen ließ. Dabei bedurfte es selbst nach einer Stichverletzung des
Endometriums noch immer eines Druckes von 250 mm Hg — also eines
Druckes, der die erfahrungsgemäß zulässige Druckhöhe wesentlich
übersteigt — um das von Schallehn beschriebene Phänomen hervorzurufen. Nur nach Ausschabung kommt es schon bei 120 mm Hg zum
Lufteintritt in die Gefäße.

Ganz besonders wichtig ist die Tatsache, daß es nicht
gelungen ist, durch energisches Reiben mit der Spitze
des Uteruskatheters am Endometrium für Luft durchgängige Verletzungen zu erzeugen. Zudem konnte Volkmann
durch schöne physikalische und Tierversuche und unter Verwertung
der einschlägigen Veröffentlichungen zeigen, daß einmal die Erzeugung einer Luftembolie gar nicht so leicht ist und daß bei weit-
gehender Schwankung der individuellen Toleranz die Einbringung recht
großer Mengen von Luft in die Gefäßbahn ohne Schaden ertragen
werden kann.

Ich muß allerdings gestehen, daß die Ausführungen Volkmanns
trotz der guten Absicht, damit einer übertriebenen Angst vor der Luftembolie entgegenzutreten, mich nie dazu veranlassen könnten, eine
Eileiterdurchblasung zu machen, wenn meines Erachtens bei sachgemäßer
Ausführung überhaupt nur die geringste Möglichkeit eines solchen Zu-
falles gegeben wäre. Ich habe bei nahezu 1000 Durchblasungen nie
etwas erlebt, was auch nur im entferntesten an eine Embolie hätte
denken lassen.

Zu den Versuchen Schallehns ist zu sagen, daß sie leider, trotz Sellheims Gegengewicht, viele abhalten werden, von der Durchblasung Gebrauch zu machen. Dies ist um so mehr zu bedauern, als die Versuche für das Fehlen oder Vorhandensein einer Emboliegefahr überhaupt nichts besagen, sondern nur zeigen, daß sich ein herausgeschnittenes Organ anders verhält, als ein in situ befindliches.

Das was Schallehn gezeigt hat, ist mir bekannt, seit ich vor vier Jahren mit der Anwendung der Durchblasung begonnen habe. Ich habe damals auch eine ganze Reihe von Durchblasungen in Fällen gemacht, wo aus anderen Gründen ein Bauchschnitt gemacht worden ist, darunter auch bei einem myomatösen Uterus, der entfernt werden sollte. Die Tuben erwiesen sich bei der bei offenem Bauch gemachten Durchblasung, bei einem Druck von 250 mm Hg als verschlossen. Da sich die Tuben überhaupt nicht entfalteten, mußte der Verschluß in den interstitiellen Teil der Tuben verlegt werden. Als ich die Durchblasung am herausgeschnittenen Uterus wiederholte, strömte schon bei 120 mm Hg die Luft stürmisch aus beiden Uteruskanten heraus, ein Ereignis, das sich bei Versuchen an anderen Uteri — wenn auch nur ausnahmsweise — wiederholt hat.

Ich konnte daraus beim besten Willen nichts anderes heraus lesen, als daß die Durchblasung am Laboratoriumstisch anders verläuft, was ja kaum verwunderlich ist, wenn man bedenkt, daß das ausgeschnittene Gewebe seinen Turgor verliert und daß sein Gefäßsystem leer ist, somit dem Andrängen des Gases einen um mindestens 100 bis 120 mm Hg (durchschnittlicher Blutdruck) plus Turgordruck geringeren Widerstand entgegenzusetzen vermag. Wenn ich Schallehn recht verstehe, so ist es ja auch gar nicht seine Absicht gewesen, mit seinen Versuchen gegen die Verbreitung der Durchblasung zu arbeiten und meine Ausführungen richten sich keineswegs gegen ihn, sondern sollen nur dazu helfen, eine mißverständliche Auslegung seiner Versuchsergebnisse zu verhindern.

Abgesehen von dem Eindringen von Luft in die Gefäßbahn, was praktisch kaum in Betracht kommt, weil es sich anscheinend äußerst selten ereignet und nur bei groben, leicht vermeidbaren Verstößen gegen die Vorschrift, muß noch einer anderen Störung der Durchblasung gedacht werden, die dadurch gegeben sein kann, daß die Luft bei verschlossenen Eileitern sich durch die Verwachsungen einen Weg zwischen die Blätter des Ligamentum latum und in das subperitoneale Zellgewebe bahnt, so daß sich ein subseröses Emphysem entwickelt. Die Bedeutung dieses Ereignisses, das die Kranke kaum je ernstlich gefährden dürfte, liegt vor allem darin, daß dadurch eine Durchgängigkeit der Eileiter vorgetäuscht werden kann, was naturgemäß zu einer falschen Voraussage und Behandlung führen muß. Wir haben das Auftreten eines solchen Emphysems ein einziges Mal gelegentlich einer Durchblasung bei offenem Bauch gesehen.

A. P., 25 Jahre (ster. Fall 152): Große, kräftige, sonst vollkommen gesunde Frau mit blondem Haar und blauen Augen. Menarche mit 14 Jahren, Menses 4wöchentlich, regelmäßig, ohne Beschwerden. Vor zwei Jahren künstlicher Abortus mit Auskratzung und fieberfreiem Verlauf. Vor einem Jahr Entfernung einer Scheidencyste. Jetzt kommt die Frau wegen der Kinderlosigkeit. Durchblasung am 2. 2. 1923: Sondenlänge $7^1/_2$ cm, 200 mm Hg (zweimal wiederholt), Eileiter nicht durchgängig, weshalb die Frau zur Probelaparotomie aufgenommen wird. Genitalbefund: Damm nieder, Labien klaffend. Vestibulum kaum vorhanden, so daß der Hymen in der Höhe der Commissur liegt. Levatorränder wenig vorspringend. Portio tiefstehend, schlank und spitz. Uterus in Retroversioflexio, hängt mit dem Fundus in der Kreuzbeinhöhle. Adnexe rechts fixiert, links nicht zu tasten. Uterus in gewissem Ausmaße beweglich, nur bei stärkerer Verlagerung Schmerzen. Weißer schleimiger Fluor. Im Cervixsekret wenige Leukocyten und verschiedene Mikroorganismen, keine Gonokokken. 9. 2. 1923 Laparotomie in Lumbalanaesthesie mit 0,1 Tropakokan: Uterus in Retroversioflexio, weitgehend beweglich, von zarten Adhaesionen übersponnen. Kleinfingerdicker, von Adhaesionsresten besetzter Sactosalpinx rechts, der ebenso, wie das Ovar dieser Seite verhältnismäßig beweglich ist. Linke Tube vollkommen normal, mit zartem Fimbriensaum, im linken Ovar ein frischgeplatzter, blutgefüllter Follikel (L. M. vor 19 Tagen). Beim Durchblasen schwillt der Sactosalpinx sofort auf gut Zeigefingerdicke an, während das Quecksilber rasch 200 mm erreicht. Der Druck wird weiter steigen gelassen in der Hoffnung, vielleicht die verschlossene Ampulle zu sprengen. Kaum hat der Druck 250 mm Hg erreicht, zischt das Gas an der Stelle, wo der Sactosalpinx an der Beckenwand hängt, unter das wandständige Peritoneum, das sofort in großer Ausdehnung blasig abgehoben wird, während der Manometerdruck abfällt. Nach Anlegen einer Salpingostomie strömt das Gas bei 110 bis 120 mm Hg ruhig ein. Entleerung des Emphysems durch mehrere Stichincisionen. Während der ganzen Zeit liegt die linke, scheinbar unveränderte Tube ruhig, ohne Luft hindurchzulassen. Glatte Heilung.

Der auf Grund der Durchblasung vor der Operation angenommene Eileiterverschluß hat sich bestätigt. Der Druck war nicht über 200 mmHg gesteigert worden. Eine weitere Steigerung auf 250 mm Hg hätte eine Tubendurchgängigkeit vorgetäuscht. Die Tube der linken Seite war trotz negativen Untersuchungsbefundes und trotz normalen Aussehens im interstitiellen Anteil verschlossen. Das ist allen jenen Autoren gegenüber hervorzuheben, die behaupten, die Undurchlässigkeit der Eileiter soweit sie auf entzündliche Vorgänge zurückzuführen ist, fast immer auf Grund der zweihändigen Untersuchung, bestimmt aber gelegentlich des der Durchblasung überlegenen und vorzuziehenden Probebauchschnittes erkennen zu können, was jede Durchblasung überflüssig mache. Ich komme auf diese Frage noch zurück.

Inzwischen sind mehrere Fälle von subserösem Emphysem beschrieben worden. Mandelstamm hat nach einer Durchblasung, bei der wegen Unklarheit des Ergebnisses anscheinend ziemlich viel Luft mit einem Gebläse bei einem Druck von 150 mm Hg eingepumpt worden war, unter Schmerzen im Unterleib, Atemnot, Herzklopfen und Temperatursteigerung ein subkutanes Emphysem in der linken Leistenbeuge auftreten sehen. Nach zwei Tagen hat sich das Befinden gebessert. Das Emphysem ist kopfwärts gewandert und hat sich unter der linken Brust und an der linken Seite verteilt. Nach einer Woche war das Emphysem verschwunden, doch ließ sich bimanuell noch Luft im linken Parametrium nachweisen. In einem von Lörincz mitgeteilten Fall war es im Verlauf der Durchblasung, die einen Tubenverschluß ergeben hatte, zur Bildung eines zwei Faust großen, als intraligamentäre Cyste angesprochenen Tumors gekommen, dessen restloses Verschwinden innerhalb von 10 Tagen wohl auch am zwanglosesten durch eine Luftansammlung zwischen den Blättern des Ligamentum latum zu erklären ist.

Schallehn hat bei offenem Bauch auf der Seite der verschlossenen Tube bei 150 mm Hg eine tympanystische Vorwölbung im Ligamentum latum auftreten sehen, Frommolt in einem Fall, wo es trotz 230 mm Hg nur gelungen war, ein ganz undeutliches Auskultationsphänomen hervorzurufen, beim folgenden Bauchschnitt kleine Luftblasen zwischen den Blättern des Ligamentum latum bei vollständig verschlossenen Sactosalpingen gefunden. M. v. Scheller beschreibt einen Fall, bei dem sich die Eileiter bei 50 bis 60 mm Hg als durchgängig erwiesen hatten. Bei der nachfolgenden, vaginalen Ligamentfixation entleerten sich aus einer zufälligen Verletzung der Mesosalpinx einzelne Luftbläschen.

Es fragt sich nun, welchen Weg in diesen Fällen die Luft genommen hat. Ich war auf Grund meiner Beobachtung der Ansicht, daß es sich um Eröffnung des subserösen Raumes infolge Platzens einer Verwachsung handeln müsse, was sich in meinem Fall ja tatsächlich vor meinen Augen abgespielt hat und bin geneigt, eine gleiche Entstehung in dem Falle Mandelstamm anzunehmen, da das Emphysem bei 150 mm Hg auftrat, einem Druck, der bei weitem nicht an die nach Sellheim zur Sprengung eines verschlossenen Eileiters notwendige Druckhöhe heranreicht. Der Vorstellung Mandelstamms, daß für das Zustandekommen des Emphysem eine Muskelschwäche der Gebärmutter anzunehmen sei, kann ich nicht beipflichten. Anders bei Frommolt. Hier erwiesen sich die Eileiter bei der Operation als festverschlossen, so daß die Annahme einer bei der Höhe des angewendeten Druckes ja auch erklärlichen Berstung an der mesenterialen Kante des Eileiters das Nächstliegendste ist. Lörincz kann über die Höhe des Druckes keine Angabe machen. Ungeklärt bleibt, daß Schallehn bei nur 150 mm Hg schon ein Emphysem erzeugt hat, obwohl die Eileiter am exstirpierten Uterus, beide, auch der in situ nicht durchgängig gewesene rechte, bei 70 mm Hg durchgängig waren.

Wichtig erscheint mir bei all diesen Beobachtungen, daß sie einmal doch recht vereinzelt sind, daß sie in keinem Falle zu einer länger dauernden Schädigung geführt haben und daß sie in zwei Fällen: Fall Frommolt und meine Beobachtung, bei Beschränkung des Druckes hätten vermieden werden können, wie es ja bei meinem Falle bei der ersten diagnostischen Durchblasung auch tatsächlich geschehen ist.

Viel wichtiger als die Gefahr der doch seltenen und fast immer vermeidbaren Embolie oder Emphysembildung erscheint mir die bei der Durchblasung gegebene Möglichkeit der Infektion, um so mehr, als wir bei mehr als der Hälfte der sterilen Frauen mit entzündlichen Prozessen zu rechnen haben. Theoretisch hat man hier mit drei Möglichkeiten zu rechnen: Platzen eines mit infektiösem Inhalt gefüllten Eileiters, Verschleppung von Keimen bei offenen Eileitern durch den Luftstrom und Aufflackern eines subakuten Entzündungsprozesses bzw. das Aufsteigen einer bis dahin auf die unteren Abschnitte des Uterus beschränkten Infektion infolge des Herabziehens des Uterus mit Kugelzangen und der Sondierung.

Was das Platzen eines Eileiters betrifft, so mag diese Befürchtung vielleicht manchen, der mit dem Gegenstand weniger vertraut ist, übertrieben erscheinen. Ich glaube, daß man sich im allgemeinen über die Gewalt der einer Quecksilbersäule von 100 bis 200 mm Hg entsprechenden Gasspannung gar keine oder ganz falsche Vorstellungen macht, und ich würde, einer persönlichen Anregung von Ottow folgend, für die ich ihm an dieser Stelle bestens danke, jedem, der sich mit der Durchblasung beschäftigt, empfehlen, einmal die Kanüle zwischen die Lippen zu pressen und sich davon zu überzeugen, welch unglaublicher Anstrengung es bedarf, um durch die Tätigkeit der Mund- und Wangenmuskulatur einen Gasdruck von 100 bis 150 mm Hg Stand zu halten. Sellheim hat durch Versuche an operativ gewonnenen Uteris festgestellt, daß bei der Elastizität der Eileiter zu deren Sprengung ein Druck von über 300 mm Hg notwendig ist und die Ruptur regelmäßig an der nicht vom Bauchfell überzogenen Seite — also an der schwächsten Stelle — zwischen die Blätter der Mesosalpinx erfolgt. Der Fall von Frommolt gibt Sellheims Annahme recht. Ob im einzelnen Falle eine Sactosalpinx durch den Gasdruck am ampullären Ende oder in die Blätter der Mesosalpynx hinein platzt, wird vor allem von der Festigkeit des entzündlichen Verschlusses abhängen. Eine Sprengung des ampullären Verschlusses ist sicher möglich, nicht nur bei leichtlöslichen Verklebungen, sondern auch bei richtigen Sactosalpingen, wie ich es selbst bei offenem Bauch gesehen habe und Frommolt bei einem totalextirpierten Uterus. Im großen und ganzen wird es nicht oft gelingen, einen festen Verschluß zu sprengen und wenn, so halte ich die Infektionsgefahr für nicht allzu groß, wenn es sich um abgelaufene Prozesse handelt, bei denen der Tubeninhalt ja in der Regel steril ist.

Ganz anders liegen die Verhältnisse, wenn noch infektiöses Material vorhanden ist, zumal es gerade bei solchen frischeren Prozessen um so leichter zu einer Eröffnung des ampullären Endes mit den schwersten Folgen kommen kann. Möglicherweise sind auf diese Weise zwei von B. C. Hirst erwähnte tötlich verlaufene Fälle von Peritonitis nach Durchblasung zustande gekommen, sowie die mehr oder weniger schweren Fälle von Pelveoperitonitis, deren Kenntnis wir Rongy und Rosenfeld, King sowie Lörincz (je ein Fall) verdanken.

Ob bei offenen Eileitern der Verschleppung von Keimen durch den Luftstrom, wie sie außer vielen anderen besonders von Thaler, Dittel, Keller und Lörincz befürchtet wird, praktisch große Bedeutung zukommt, erscheint mir trotz der schönen, auf Sellheims Anregung von Volkmann gemachten Versuche einigermaßen fraglich, obwohl durch dieselben, wie Sellheim selbst sagt, gezeigt wird, daß die Durchblasung „theoretisch wenigstens" durchaus geeignet ist, eine Infektion, von der bakterienhaltigen Uterushöhle aus nach oben zu verbreiten: Ich kann mir nicht gut vorstellen, daß Keime, die an der saftreichen; gefalteten und buchtenreichen Schleimhautoberfläche doch einigermaßen fest verankert sind, durch den Druck der langsam durchströmenden Luft wirklich verschleppt werden. Auch glaube ich, daß man ohne diese Vorstellung ganz gut auskommt, wenn man sich vor Augen hält, wie plötzlich oft eine Sondierung, eine Cervixätzung oder intrauterine Behandlung eine bisher auf den Halskanal der Gebärmutter beschränkte Entzündung zum Aufsteigen bringt, oder bei einem scheinbar zur Ruhe gekommenen Adnextumor unter Fieber und Schüttelfrost einen akuten Anfall auslöst. Angesichts dieses Umstandes muß aber auch verlangt werden, daß nicht kurzerhand jede nach einer Durchblasung aufgetretene Entzündung einfach dem Verfahren zur Last gelegt wird, wie z. B. in einem Fall, von dem v. Scheller berichtet. Hier war, nachdem sich die Eileiter als durchgängig erwiesen hatten, nach zwei Tagen eine Karbol-Alkoholinjektion in die Gebärmutter gemacht worden. Einige Tage darauf trat Fieber auf und es entwickelte sich ein parametranes Exsudat. Es ist naheliegend, nicht die Durchblasung, sondern die Injektion anzuschuldigen. Der Fall gehört nicht hieher, sondern in das leider allzu große Kapitel der durch Vielgeschäftigkeit angerichteten Schädigungen.

Wie immer man sich das Auftreten frischer entzündlicher Erscheinungen nach einer Durchblasung vorstellen mag, wird man jedenfalls derartiger übler Zufälle gewärtig sein müssen. Es unterliegt auch keinem Zweifel, daß sich solche Dinge, die zu der ablehnenden Haltung mancher Autoren geführt haben, viel öfter ereignen, als man es zu lesen bekommt.

Wichtig ist die Frage, ob und wie sich derartige Vorkommnisse vermeiden lassen. Lörincz geht mit seinem Vorschlag, alle Frauen, die eine Entzündung durchgemacht haben und sekundär steril sind, von der Untersuchung auszuschließen, entschieden zu weit. Da wir bei mehr als der Hälfte aller sterilen Frauen, und zwar nicht nur der sekundär, sondern auch der primär sterilen mit Entzündungsfolgen zu rechnen haben, würde dies fast einer Ablehnung des Verfahrens gleichkommen. Das wäre um so weniger berechtigt, als sich bei entsprechender Anzeigestellung, wenn man von ganz vereinzelten unberechenbaren Zufällen (z. B. Tuberkulose) absieht, Schädigungen so gut wie sicher vermeiden lassen.

Ich glaube das kaum besser und eindringlicher zeigen zu können, als durch die Wiedergabe der Fälle unseres Materiales, bei denen im Gefolge der Durchblasung Schädigungen aufgetreten sind. Ich habe derartiges unter einer Gesamtzahl von 406 Fällen mit etwa 600 Durchblasungen fünfmal gesehen.

1. Th. H., 25 Jahre (Ster. Fall 60), Menarche mit 12 Jahren. Menses vierwöchentlich, regelmäßig, 5 bis 6 Tage, Blutabgang in Stücken. Seit dem 16. Lebensjahr starke Krämpfe am ersten Tage. Drei Jahre steril verheiratet.

Im ersten Ehejahr Eierstockentzündung mit starken Schmerzen und gelbem Ausfluß. Ausfluß und Schmerzen auf Sitzbäder und Spülungen gebessert, aber noch immer nicht ganz gut. Patientin kommt wegen der Kinderlosigkeit.

Befund bei der Aufnahme: Kräftige Frau, auffallende Adipositas. Portio schlank und spitz. Uterus spitzwinkelig anteflektiert, Parametrien frei, Adnexe nicht vergrößert, aber beiderseits schmerzhaft. Cervixsekret weiß, schleimig. Keine Gonokokken, wenig Leukozyten. 1. 6. 1922 Durchblasung, Sondenlänge 8¹/₂ cm. Innerer Muttermund sehr eng, Druck steigt bis 100 mm Hg, worauf das Gas mit großer Gewalt neben der Kanüle zurückströmt. Kein Schulterschmerz: undurchgängig. 19. 6. 1922 gleich nach der Durchblasung eine 5 tägige starke Blutung, zehn Tage vor dem Termin, und Schmerzen im Verlauf des linken Ischiadicus. Genitalbefund bis auf große Schmerzhaftigkeit des L. Ovars negativ. Am 29. 6. 1922 Uterus anteflektiert, sehr druckempfindlich, links sehr schmerzhafter, kleinfaustgroßer Tumor. Subfebrile Temperatur. Caseosan. 5. 7. Im Cervixsekret intracelluläre GO-verdächtige Diplokokken, weshalb eine GO-Vaccine-Behandlung durchgeführt wurde. 15. 7. mit beiderseitigen Adnextumoren, von denen nur der der rechten Seite noch etwas schmerzhaft ist, in ambulatorische Behandlung entlassen.

2. St. N., 30 Jahre (Ster. Fall 240). Eine normale Geburt vor neun Jahren, im Wochenbett 9 Tage gefiebert. Jetzt drei Jahre steril verheiratet. Im zweiten Jahre der Ehe angeblich nach einer Dysenterie eine rechtsseitige Eierstockentzündung. Seit zwei Jahren Schmerzen beim Verkehr. Patientin kommt deswegen und wegen der Sterilität.

Befund: Uterus anteflektiert, beide Adnexe nicht ganz frei beweglich, schmerzhaft. Nach 2 Stunden massenhaft gutbewegliche Spermatozoen. 18. 1. 1924 Durchblasung: Sondenlänge 8 cm. Druck steigt bis 220 mm Hg. Da eine Stunde nach der Durchblasung ausgesprochen Schmerzen in der rechten Schulter auftreten, muß eine in Anbetracht des hohen Druckes minimale Durchgängigkeit angenommen werden. 5. 2. 1924, seit der Durchblasung Schmerzen wie sonst nach der Kohabitation, die aber trotz Bettruhe und sexueller Abstinenz anhalten. Heute heftiger Schmerzanfall im Unterbauch mit Brechreiz und Schüttelfrost, weshalb die Frau an der Klinik aufgenommen wird; kein Fieber, kein Erbrechen, Bauch weich, ohne Muskelspannung beim Betasten. Linke Adnexe hinter dem Uterus fixiert, verdickt, schmerzhaft, die rechte Adnexe ebenfalls etwas verdickt. 7. 2. 1924 Diarrhoeische Stühle. 38,8. 10. 2. 1924 andauernd Fieber. Rechts hinter dem Uterus ein apfelgroßer, links ein pflaumengroßer schmerzhafter Tumor. Terpichininjektionen. 15. 2. Temperaturabfall, subjektives Wohlbefinden. 19. 2. Adnexschwellungen im Zurückgehen, Heißluft. 11. 3. Bis auf einmalige Temperatursteigerung, am 26. 2. andauernd fieberfrei. Der Tumor auf der rechten Seite bis auf geringen Rest geschwunden, links daumendicke, wenig empfindliche Adnexschwellung. Entlassung in ambulatorische Heißluftbehandlung.

3. M. T., 18 Jahre (Durchblasungsfall 296). Seit 3 Jahren regelmäßig menstruiert, nie schwanger gewesen. 4. 2. 1924 Appendektomie. 28. 2. 1924 wird die Kranke wegen seit 3 Wochen bestehender Krämpfe in der linken Unterbauchseite, für die der Chirurg keine Erklärung findet, an die Ambulanz der II. Frauenklinik geschickt. Befund: Uterus anteflektiert, klein, beweglich, Parametrien und Adnexe frei. In dem schleimigen Cervixsekret wenig Keime, fast keine Leukocyten, keine Gonokokken. Es wird eine Durchblasung gemacht, um Erfahrung über die noch unentschiedene

Frage zu sammeln, inwieweit entzündliche Vorgänge an der Appendix durch sekundäre Mitbeteiligung der Adnexe Anlaß zur Sterilität durch Tubenverschluß geben können. Die Eileiter erweisen sich bei der am 28. 8. 1924 gemachten Durchblasung als frei. Am folgenden **Tag** mehrmalige Kohabitation, nachdem vor etwa drei Wochen der erste Coitus erfolgt war, der die seit dieser Zeit bestehenden Krämpfe zur Folge hatte. 5. 9. 1924 seit der am 1. 9. eingetretenen Menstruation Schmerzen in der linken Bauchseite stärker, in die Beine ausstrahlend, und Kreuzschmerzen. Befund: Adnexe beiderseits druckempfindlich, abends Temperaturen bis 38,5, Patientin wird angewiesen zu liegen und Dunstumschläge zu machen. 20. 9. 1924. Nach vorübergehender Besserung stärkerer Schmerz, weshalb Patientin aufgenommen wird: Schleimhaut des Introitus blaß. Uterus anteflektiert, normal groß; links hühnereigroßer, beweglicher, ziemlich schmerzhafter Tumor. Die rechten Adnexe etwas druckempfindlich. Kein Fieber. Bettruhe, Termophor, Caseosan, später Diathermie und Heißluft. Die subjektiven Beschwerden sehr wechselnd, nicht sehr groß. 18. 10. 1924. Der Tumor links kaum mehr zu tasten, dafür die rechten Adnexe pflaumengroß, druckempfindlich. An diesem Tage ergibt die bisher immer negative Untersuchung des Cervixsekretes zum ersten Male einwandfrei Gonokokken. Vaccine-Behandlung und örtlich Protargol. Nach etwa 6 Wochen wird die Kranke subjektiv beschwerdefrei, mit unbedeutenden, aber bei der Untersuchung noch etwas empfindlichen Adnexen entlassen, nachdem das Sekret mehrmals frei von GO gewesen war.

4. J. E., 25 Jahre (Ster. Fall 122), 2 Jahre steril verheiratet. Menarche mit 15 Jahren, 2 bis 4 Wochen, 8 Tage; 3 Tage starke Krämpfe. Seit einem Jahr Kreuzschmerzen und Ziehen im Unterleib, besonders beim Gehen und Arbeiten. Seit dieser Zeit auch Schmerzen bei der Kohabitation, die früher schmerzlos war. Patientin will ein Kind. Uterus relativ sehr klein, in Retroversioflexio, freibeweglich, Adnexe rechts verdickt, nicht freibeweglich, etwas schmerzhaft. 5. 1. 1923. Rubin: Bei 60 bis 70 mm Hg ruhiges Einströmen (3×15 cm³). Schulterschmerz. Thyreosan. Heißluft. Nachdem Patientin sich durch 12 Monate vollkommen wohlbefunden hatte, seit einigen Wochen Kreuzschmerzen und wieder heftige Schmerzen bei der Kohabitation. 14. 6. 1924: Uterus jetzt normal groß, in Retroversioflexio beweglich. Portio sehr klein. Das rechte Ovar wallnußgroß, das linke auch etwas vergrößert. Durchblasung ergibt, daß die Tuben verschlossen sind. Wegen der Schmerzen und des lebhaften Wunsches der Frau nach Kindern am 14. 6. 1924 Laparotomie: subakute Pelveoperitonitis, ausgedehnte Adhaesionsbildung um Uterus und Adnexe. Lösung der Adhaesionen. Tuben verschlossen, abdominal kolbig verdickt, dickwandig, gegen den Uterus zu dünner. Knapp an der Insertion von besonders dichten Adhaesionen umsponnen. Beim Blasen bläht sich wohl der Uterus, die Tuben rühren sich nicht. Deshalb keine Salpingostomie. Doleris. Bei der Nachuntersuchung 5 Monate nach der Operation, während welcher Zeit Diathermie, Heißluft und Sitzbäder angewendet wurden, erweisen sich die Eileiter nach wie vor als verschlossen.

5. Th. P., 27 Jahre (Ster. Fall 166). Vor 11 Jahren angeblich spontaner Abortus im 4. Monat, mit afebrilem Verlauf. Immer gesund gewesen. Jetzt mit anderem Mann seit 3 Jahren steril verheiratet. Genitalbefund: Uterus normalgroß, derb, beweglich. Beide Adnexe verdickt. Sperma: Nach etwa 3 Stunden vereinzelte gutgebildete, aber unbewegliche Spermatozoen. 22. 3. Durchblasung: Druck steigt bis 60 mm Hg, sinkt dann auf 30 mm Hg ab. Durchgängig. 17. 6. Durchblasung: Druck steigt bis

200 mm Hg, verschlossen. Befund: Uterus klein, anteflektiert. Linke Adnexe verdickt, nicht ganz frei beweglich. Rechte Adnexe unverändert. Patientin hat sich weiteren Nachforschungen entzogen. Obwohl sie persönlich nicht über die geringsten Beschwerden geklagt hat, muß mit der Möglichkeit gerechnet werden, daß alte entzündliche Veränderungen durch die erste Durchblasung gereizt worden sind und so zum Verschluß der Eileiter geführt haben. Eine vorübergehende Undurchgängigkeit infolge praemenstrueller Schleimhautschwellung ist unwahrscheinlich, da die Untersuchung im Intermenstruum gemacht worden war.

Wenn ich aus den absichtlich ausführlicher wiedergegebenen Krankheitsgeschichten das wesentliche kurz wiederhole, so handelt es sich in der Beobachtung 1 um eine etwa 3 Jahre steril verheiratete Frau mit undurchgängigen Eileitern, die anscheinend im ersten Ehejahr gonorrhoisch infiziert worden war, bei der im Anschluß an die Durchblasung unter leichten Temperatursteigerungen beiderseitige Adnextumoren sich entwickelt haben, die eine mehrwöchige Spitalbehandlung notwendig machten. Bei Fall 2 trat etwa 14 Tage nach der Untersuchung die bei hohem Druck eine geringe, nur aus dem Auftreten der Schulterschmerzen erkennbare Durchgängigkeit ergeben hatte, eine ausgesprochene Pelveoperitonitis auf. Im Falle 3 war die Durchblasung bei einer ganz frischen gonorrhoischen Infektion gemacht worden, die zunächst weder makroskopisch noch mikroskopisch erkannt werden konnte; dies ergaben die leider erst post festum gemachten Angaben der Kranken. Eines ist diesen Fällen gemeinsan, und das ist der Grund warum ich sie an die Spitze stelle: In allen 3 Fällen handelte es sich zur Zeit der Untersuchung nicht um abgelaufene, sondern noch aktive, in den ersten beiden Fällen chronische, im dritten Fall einem subakuten Entzündungsprozeß. Dies hätte sich in den ersten beiden Fällen durch die Schmerzen bei der Untersuchung, im letzten aus den erst seit 3 Wochen bestehenden Schmerzen trotz des negativen Tatbefundes annehmen lassen.

Es kann nicht eindringlich genug betont werden, daß jede den beim Drücken der Eierstöcke physiologischen Schmerz offensichtlich übersteigende Empfindlichkeit der Adnexe die Durchblasung verbietet. Solche Fälle dürfen erst untersucht werden, wenn eine Reihe von Heißluft- oder Diathermiesitzungen jede Schmerzhaftigkeit beseitigt hat. Es ist dies sonst auch regelmäßig geschehen und die Unterlassung in diesen Fällen erklärt sich einmal aus der die Vorsicht einschläfernden Wirkung langer störungsloser Reihen sowie daraus, daß wir die Schmerzangaben für übertrieben und nicht genügend begründet gehalten haben, was sich, wie diese Fälle zeigen, nur zu leicht rächt.

In den Fällen 4 und 5 hatte die Durchblasung zunächst offene Eileiter ergeben. Bei der neuerlichen Untersuchung erwiesen sich die Eileiter als verschlossen. Ob dies als Schädigung infolge der Untersuchung aufgefaßt werden muß, ist in Anbetracht dessen, daß die Frauen nicht die geringsten persönlichen Beschwerden geäußert haben, zumindest für Fall 4, in Anbetracht der langen zwischen beiden

Untersuchungen liegenden Zeit (12 Monate) unwahrscheinlich, während bei Fall 5 angesichts der verhältnismäßig kurzen Zeit von 3 Monaten zwischen den beiden Durchblasungen immerhin an diese Möglichkeit gedacht werden muß. Daß ein solches Ereignis, wenn schon es den Frauen nicht zum Bewußtsein kommt und nicht mit Schmerzen verbunden ist, nichtsdestoweniger eine ernste Schädigung bedeutet, bedarf keiner Worte. Glücklicherweise sind diese Fälle unter den vielen nachuntersuchten Frauen bisher die einzigen geblieben, und ich habe sie nicht so sehr deshalb angeführt, weil ich überzeugt davon bin, daß das Undurchgängigwerden wirklich auf die Durchblasung zurückzuführen ist, sondern der Vollständigkeithalber und um sie der Kritik zugänglich zu machen.

Zusammenfassend läßt sich von den 3 bzw. 5 Fällen von Schädigung sagen, daß sie sich hätten dreimal leicht vermeiden lassen, und zwar gerade bei den Frauen, wo die Durchblasung längerdauernde Verschlimmerungen einer bestehenden Entzündung zur Folge hatte, wenn man die Klage der Frauen über Schmerzen entsprechend beachtet hätte.

Anderseits kann kein Zweifel darüber bestehen, daß sich Schädigungen niemals werden ganz vermeiden lassen. Ist dem aber so, dann ist es nicht gerechtfertigt, die Durchblasung als gänzlich ungefährlich dem praktischen Arzt in die Hand geben zu wollen, oder sie als für die allgemeine Praxis bei selbstredend vorsichtiger Anwendung als geeignet zu bezeichnen, zumal man immer wieder zu sehen bekommt, daß die Durchblasung nicht mit der gebotenen Vorsicht angewendet wird.

Die Durchblasung gehört nur in die Hand des gewissenhaften, gut ausgebildeten Facharztes.

Genitaltuberkulose

Von jeher hat man bei Verdacht oder sichergestellter Tuberkulose des Genitales alles vermieden, was irgendwie Anlaß zu Verallgemeinerung oder akuter Verschlimmerung der örtlich beschränkten Erkrankung hätte führen können. Es ist demnach selbstverständlich, daß ich in derartigen Fällen wissentlich nie eine Durchblasung gemacht habe, zumal die Ursache einer Sterilität in solchen Fällen durch die Erkrankung genügend erklärt ist. Nicht immer muß ein intrauteriner Eingriff zu einer Verschlimmerung der Tuberkulose führen. So habe ich bei meinen mit J. Novak gemeinsam ausgeführten Untersuchungen über die Schleimhautveränderungen bei Amenorrhoe in nicht weniger als 6 von 111 Fällen in der durch Curettage gewonnenen Schleimhaut Tuberkulose nachweisen können (darunter dreimal mit Bazillennachweis im Schnitt), ohne die geringste Schädigung der Kranken, von denen ich 3 sechs Jahre später regelmäßig menstruiert und gesund wiedergesehen habe. Vogt hat 2 Frauen mit Genitaltuberkulose ohne üble Folgen durchgeblasen.

Leider ist das aber nicht immer so. Alfieri hat im Anschluß an eine Dilatation und Discission mit nachfolgender Einlegung eines Uterinröhrchens stürmisches Auftreten einer tuberkulösen Pelveoperitonitis mit Adnextumoren gesehen, der die Kranke nach 2jährigem Leiden erlegen ist. In einem zweiten, ganz ähnlichen Fall konnte die Frau durch eine Totalexstirpation geheilt werden.

Auch wir haben den Verlust einer Frau an tuberkulöser Peritonitis zu beklagen, die wenige Tage nach der Durchblasung bei der vorher anscheinend ganz gesunden Frau mit hohem Fieber eingesetzt und nach 2jährigem Krankenlager trotz der verschiedensten Heilversuche zum Tode geführt hat. Ich gebe die Krankheitsgeschichte, die lebhaft an den unglücklichen Verlauf in dem einen Fall von Alfieri erinnert, ausführlich wieder. Es ist wegen des Beginnes der Erkrankung, oder besser gesagt, wegen des Aufloderns des Prozesses 2 Tage nach der Durchblasung nicht daran zu zweifeln, daß die zum Tode führende Verschlimmerung durch die Durchblasung verursacht worden ist. Trotzdem halte ich es angesichts der außerordentlichen Seltenheit eines solchen Ereignisses sowie der Unmöglichkeit, in gewissen Fällen das Vorhandensein einer spezifischen Erkrankung durch die Untersuchung feststellen oder ausschließen zu können, für nicht gerechtfertigt, zu weitgehende Schlüsse zu ziehen und deswegen die Durchblasung ganz zu verwerfen. Dasselbe hätte eben so gut nach einer einfachen Sondierung oder Curettage eintreten können. Derartige böse Ereignisse sind, wenn auch glücklicherweise selten, kaum vermeidlich und dürfen nicht dem sie auslösenden, unscheinbaren Eingriff als solchen zu sehr zur Last gelegt werden. Sie sind in der Begrenztheit unserer Erkenntnis begründet.

E. M., 28 Jahre, aufgenommen am 21. 5. 1924. Vor 6 Jahren ein Abortus im 2. Monat mit Auskratzung und anschließendem, 3wöchentlichem Fieber. Jetzt seit 4 Jahren kinderlos verheiratet. Menses seit dem 14. Lebensjahr regelmäßig, ohne Schmerzen. Seit einem Jahr ist die Periode unregelmäßig, oft in längeren Zwischenräumen bis zu 3 Monaten. 12. 6. 1923 kommt die Frau wegen der Kinderlosigkeit an die Klinik. Die Durchblasung ergibt beiderseits verschlossene Eileiter, die innere Untersuchung am Genitale keine besonderen Veränderungen. Lebhafte, ungewöhnlich intelligente, große, schlanke Frau mit langen Beinen. Gesicht auffallend hübsch, Augen blau, glänzend. Haar blond. „Erethischer Habitus." Eupareunie, rege Sinnlichkeit.

Nach der Durchblasung zunächst gar keine Beschwerden, so daß die Frau an den beiden folgenden Tagen schwere Feldarbeit machen konnte. Am Abend des zweiten Tages heftige Schmerzen im Unterbauch, die aber bald nachgelassen haben; gleichzeitig Fieber. Das ganze folgende Jahr bis zur Aufnahme auf die Klinik mußte die Frau liegen, hatte täglich Fieber, wenig Schmerzen und ist trotz guten Appetites und reichlicher Nahrungsaufnahme stark abgemagert. Nach 9monatlicher Amenorrhoe sind in den letzten 3 Monaten unregelmäßige, schwache Blutungen aufgetreten. Im Laufe dieser Zeit durchgeführte Behandlungen mit Heißluft und heißen Umschlägen haben an dem Krankheitsbild nichts geändert. Bei der Aufnahme, ungefähr ein Jahr nach dem Beginn der Erkrankung, fällt als Erstes wieder die Lebhaftigkeit und Euphorie der schon hochgradig abgemagerten Kranken auf. Temperatur, ebenso wie die ganze folgende Zeit mit kurzen Unterbrechungen febril oder subfebril. Abdomen flach, kein Ascites. Uterus unbeweglich fixiert. Parametranes Gewebe beiderseits starr infiltriert.

Das Rectum von einer starren Infiltration umklammert, stenosiert: Parametritis, intraperitoneales Exsudat. Harn stark getrübt. Cystoskopie wegen der Enge der Urethra unmöglich.

22. 5. 1924 Probepunktion 1e. vom Uterus ergibt Blut und Eiter mit einem Bakteriengemenge, aus dem ein Autovaccin hergestellt wird. 27. 5. Lungenbefund (Doz. Saxl): Massiges Exsudat oder Schwarte an der rechten Lungenbasis. Probepunktion negativ. Therapie: Elektrokollargol-Argochrom, Blasenspülungen. 31. 5. und 10. 6. Incision und Punktion von der Scheide aus ohne Ergebnis. Urotropin intravenös. Blasenbehandlung nach Schottmüller. 14. 6. bis 18. 7. Autovaccinebehandlung und Eigenblutinjektion. 18. 7. Schüttelfrost, 40°. 21. 7. Cystoskopie: Aus den Ureteren entleert sich eitriger Harn, aus dem sich Tuberkelbazillen züchten lassen. Nierenbeckenspülung, desgleichen am 2. 8. Kachexie nimmt zu, Temperatur meist normal, obwohl sich der Harnbefund nicht bessert. 2. 9. Cystoskopie: Deutliche Knötchen in der Blasenschleimhaut, stellenweise fibrinöses Exudat. 6. 9. Cystoskopie zeigt, daß ein Abszeß in die Blase durchgebrochen ist. 30. 9. Schwierige, vaginale Uterusexstirpation um den parametranen und intraperitonealen Exudatmassen einen Weg nach außen zu bahnen. Histologisch ist in der Uterusschleimhaut nichts von Tuberkulose zu finden. 23. 10. Cystoskopie: Die Perforationsöffnung in der Blase noch zu sehen, doch entleert sich aus derselben kein Eiter. 20. 11. Das Becken von starren Massen ausgefüllt. Ureterenharn klar. 13. 12. 1924 bis 3. 1. 1925. Tuberkulinkur. Rechtsseitige Pleuritis. Am 15. 1. 1925 wird die Kranke mit der Diagnose: Tbc. adnexorum, peritonei et pulmonum auf die medizinische Abteilung Prof. Kovacs verlegt, wo auf Grund eingehender Untersuchungen folgende Diagnose gestellt wird: Chronische Tuberkulose der oberen Partien beider Oberlappen, ausgedehnte pleuritische Synechien besonders links, rechts abgesackter, pleuritischer Erguß, zum Teil nicht völlig freier peritonitischer Flüssigkeitserguß, namentlich links; beträchtliche sekundäre Anaemie und Marasmus. Rechtsseitige, infizierte Hydronephrose leichten Grades. Im Februar 1925 hat sich eine beträchtliche Vergrößerung von Milz und Leber ausgeblidet, die vermutungsweise auf eine Amyloidose zurückgeführt wird. Unter bald fieberhaften, bald subfebrilen Temperaturen nimmt der Ascites zu. Am 4. 3. werden 1500 cm³ einer trüben, chylösen Flüssigkeit entleert. Spezifisches Gewicht 1010, Rivalta schwach positiv, Eßbach 1⁰/₀₀. Im Sediment: wenig Erythrocyten, reichlich Lymphocyten, vereinzelte Leukocyten, spärliche Epithelzellen.

Nach der Punktion subjektive Besserung und Temperaturabfall für einige Tage. Unter Anstieg der Temperatur nimmt der Ascites zu, so daß am 16. 3. neuerlich 4100 cm³ durch Punktion entleert werden. Am 3. 4. Entleerung von 5500 cm³ gelbgrüner, chylöser Flüssigkeit. Am 16. 4. werden 7000 cm³ Flüssigkeit durch Punktion entleert. Der Marasmus nimmt langsam zu. Es bestehen zeitweilig abendliche, mäßige Temperatursteigerungen, keine Nachtschweiße, der Stuhl ist chronisch angehalten, die unteren Exträmitäten ödematös. Am 27. 4. werden mittels Punktion 7500 cm³ milchigen Ascites entleert, wobei sich im Sediment relativ wenig Leukocyten finden. Am 12. 5. macht die neuerliche Ansammlung des Ascites eine Entleerung von 8300 cm³ chylöser Flüssigkeit notwendig. 19. 5. Abgang von Stuhl durch die Scheide. 22. 5. Entleerung von 9000 cm³ gelbgrüner, trüber Flüssigkeit. 2. 6. Unter zunehmender Schwäche Tod. Weder die Untersuchung des sehr spärlichen Sputums noch die jedesmal sehr genaue mikroskopische Untersuchung des aus dem Ascites gewonnenen Sedimentes lassen jemals Tuberkelbazillen nachweisen.

Obduktionsbefund: Alter, operativer Defekt des Uterus und der Adnexe; hühnereigroßer alter, abgesackter Abszeß am Vaginalstumpf, der sowohl mit der Vagina wie auch mit dem Dickdarm an der Grenze zwischen Flexura sigmoidea und Rectum in Verbindung steht. Schwerste, schwielige Verwachsungen im kleinen Becken; die Beckenorgane schwartig an die Beckenwand fixiert. Diffuse Verdickung des ganzen Peritoneum mit besonders starker, schwieliger Verwachsung der Radix mesenterii, schwartige Beschaffenheit des retroperitonealen Zellgewebes, multiple, strangförmige Adhaesionen, welche frei die Bauchhöhle durchziehen. Hinter der Milz ein alter Eiterherd (im Ausstrich Staphylokokken). Schwere adhaesive Perisplenitis und Perihepatitis. Zwerchfell hochgradig atrophisch, erreicht rechts mit seiner Kuppe den oberen Rand der dritten Rippe. Die Leber in ihrer ganzen Ausdehnung mit dem Diaphragma verwachsen. Sie erreicht daher obwohl vergrößert, mit ihrem unteren Rand kaum den Rippenbogen. In der Bauchhöhle 5 bis 6 Liter eines reichlich getrübten Ascites. Totale, bindegewebige Anwachsung der Lunge, hochgradige Kompressionsatelektase in den basalen Partien beider Unterlappen, namentlich links. Erbsengroßer, abgekapselter, verkreideter Käseherd in der linken Lungenspitze. Das Herz atrophisch und dilatiert, hochgradiger Marasmus, sekundäre Anaemie, chronischer Milztumor, Amyloidnephrose.

Die Obduktion, die leider nicht in unserem Beisein vorgenommen worden war, zeigte ein Bild, wie es nur durch eine lange dauernde, chronische Peritonitis mit akuten Nachschüben hervorgerufen werden kann. Die Schwere der Veränderungen machten wohl auch eine genauere Orientierung schwer. Von spezifisch tuberkulösen Veränderungen ist nichts angegeben. Es ist bekannt, daß durch das Hinzutreten von Mischinfektionen bei genügend langer Krankheitsdauer das Erkennen des ursprünglich spezifischen Prozesses zur Unmöglichkeit werden kann. Wir glauben auf Grund des ungewöhnlich lange dauernden, chronischen Verlaufes, des einwandfreien Nachweises von Tuberkelbazillen im eitrigen Blasenharn und nicht zuletzt mit Rücksicht auf den Habitus der Kranken an der von uns gestellten Diagnose einer möglicherweise von den Adnexen ausgehenden Tuberkulose des Bauchfelles festhalten zu dürfen.

Menstruation und Schwangerschaft

Aufgewachsen in der Anschauung und durchdrungen von der Überzeugung, daß die Gebärmutterhöhle, wenn sie zur Zeit der periodischen Mauserung und nach Ausstoßung eines befruchteten Eies ohne Rücksicht auf dessen Entwicklungsstufe, ihrer schützenden Epitheldecke beraubt, ein noli me tangere ist, haben wir zu dieser Zeit niemals eine Durchblasung gemacht. Zeigt doch die tägliche Erfahrung, daß die Gonorrhoe — der gewiß viele der auf Tubenverschluß beruhenden Sterilitäten ihre Entstehung verdanken — gerade während der Menstruation und im Wochenbett mit besonderer Vorliebe nach oben wandert oder zu neuem Leben erwacht.

Abgesehen von der Gefahr, die eine zu dieser Zeit vorgenommene Eileiterdurchblasung für die Frau bedeuten würde, hat Guthmann durch seine Untersuchungen eine weitere Gegenanzeige aufgedeckt.

Er hat gefunden, daß sonst durchgängige Eileiter zur Zeit der Menstruation bei Abortus und im Wochenbett für Luft undurchgängig sind, die Durchblasung zu dieser Zeit somit leicht zu Fehlschlüssen führen könnte. Wenn ich auch seiner Vorstellung, darin eine Schutzmaßnahme gegen das Eindringen von Keimen in die Eileiter zu sehen, nicht voll zustimmen kann — einmal, weil die klinische Beobachtung zu viele Gegenbeispiele zeigt und Undurchgängigkeit für Luft noch lange nicht die Möglichkeit des Weiterkriechens einer Infektion an der Oberfläche oder in den Saftspalten der Schleimhaut ausschließt — so sind seine Feststellungen immerhin bemerkenswert und werden hoffentlich auch manchen in Hinblick auf Infektionsverhütung weniger vorsichtigen Untersucher wegen der dadurch bedingten Unsicherheit des Untersuchungsergebnisses davon abhalten, durch eine zu diesen Zeiten vorgenommene Durchblasung die Gesundheit der ihm anvertrauten Frauen in Gefahr zu bringen.

Im übrigen scheint die von Guthmann gefundene Tatsache nicht immer zu stimmen, da es Sellheim gelungen ist, nach einem gelungenen Durchblasungsversuch an einer während der Regel herausgenommenen Gebärmutter auch bei einer in situ befindlichen, Luft durch die Eileiter durchzudrücken. Allerdings bedurfte er dazu eines Druckes von 250 mm Hg, also mehr, als wir ohne Gefährdung der Frau für zulässig halten. Eine Fehldiagnose oder Schädigung infolge der Nähe der Menstruation kann man leicht vermeiden, wenn man sich an die vor allem von Novak, Rubin, Brandt, mir und anderen wiederholt gegebene Vorschrift hält, die Durchblasung womöglich in der ersten Hälfte des Intermenstruums vorzunehmen.

Noch bedenklicher erscheint von vorneherein die Durchblasung bei bestehender Schwangerschaft in- oder außerhalb der Gebärmutter, wovor ich wiederholt gewarnt habe. Abgesehen davon, daß hier vor allem auch nach Guthmanns Erfahrungen noch viel eher mit der Vortäuschung eines Verschlusses gerechnet werden müßte, kann die im Bereich der Möglichkeit liegende Zerreißung eines schwangeren Eileiters zu den schwersten Folgen führen. Bezüglich der Schwangerschaft außerhalb der Gebärmutter hat Dührssen die Berechtigung der von mir ausgesprochenen Warnung durch die Schilderung eines Falles zu zeigen versucht: Eine längere Zeit steril verheiratete Frau erscheint in seiner Sprechstunde mit der Klage über eine 3 Wochen dauernde Blutung und einen vorübergehenden Schmerzanfall vor 2 Tagen. Blutung und Schmerz bestehen seit 2 Tagen nicht mehr. Die Untersuchung ergibt eine Pelveoperitonitis chronica mit doppelseitigem Hydrosalpinx, weshalb zur Operation geraten wird, die eine rechtsseitige Tubargravidität ergibt. Dührssen wirft nun die Frage auf, was alles hätte geschehen können, wenn diese Frau, die im Verlaufe des Gespräches den Wunsch nach Kindern geäußert hatte, schon im Eileiter schwanger, noch vor Eintritt der Blutung gekommen und in Erfüllung der von mir aufgestellten Forderung vor der Vornahme der Sterilitätsoperation wäre durchgeblasen worden. Ich kann darauf nur erwidern, daß ich

die Frau nahe vor den Menses nicht durchgeblasen, sondern zu diesem
Zwecke nach Ablauf der erwarteten Menstruation wiederbestellt hätte.
Inzwischen wären Blutung und Schmerzen eingetreten, die erst recht
eine Durchblasung verboten und wahrscheinlich die Diagnose der Eileiterschwangerschaft ermöglicht hätten. Viel bemerkenswerter, als die
Ausführungen von Dührssen ist ein von Rubin mitgeteilter Fall.
Durchblasung 8 Tage nach einer in jeder Beziehung normalen Menstruation
ergibt Durchgängigkeit bei 120 mm Hg. Leichte Schulterschmerzen
und etwas blutiger Fluor am Tage darauf. Autofahrt von 40 Meilen
und Kohabitation 2 Tage nach der Durchblasung ohne Folgen. 10 Tage
nach der Durchblasung plötzlicher rechtsseitiger Schmerzanfall und
Entwicklung eines unempfindlichen rechtsseitigen Tumors ohne Fieber.
Aus äußeren Gründen wird die sofort empfohlene Operation erst 6 Monate
später vorgenommen. Es findet sich ein fast vollendeter Tubarabortus,
so daß die ganze Haematocele, in der sich ein 1,5 cm langer Embryo
vorfand, fast ohne jede Blutung herausgehoben und der Eileiter be-
lassen werden konnte. Da der Abortus klinisch 10 Tage nach der Durchblasung erfolgt war, kann mit Rücksicht auf die Größe der Frucht wohl
mit großer Wahrscheinlichkeit vermutet werden, daß die Tubargravidität
zur Zeit der Durchblasung schon vorhanden war. Des weiteren kann
man sich des Eindruckes nicht erwehren, daß nicht so sehr die Durchblasung, als vielleicht die Kohabitation und das Autofahren den Anstoß
zur Eiablösung gegeben haben. Vielleicht darf man sogar aus dieser
Beobachtung schließen, daß unter Umständen eine entsprechend zart
ausgeführte Durchblasung nicht unbedingt zur Störung einer Eileiterschwangerschaft führen muß.

Viel ungünstiger liegen in dieser Hinsicht, so sonderbar es klingen
mag, die Verhältnisse bei einer regelrechten Schwangerschaft in der
Gebärmutter, weil hier das Ei durch die Möglichkeit der grob mechanischen Ablösung und Verletzung viel mehr gefährdet ist. Das ist um so
bedeutungsvoller, als es geradezu als Mißgeschick bezeichnet werden
müßte, wenn bei einer Frau, die mit dem heißen Wunsche nach Kindern
zum Arzt kommt, durch die Durchblasung eine unerkannte junge Schwangerschaft zerstört würde.

Tatsächlich ist aber diese Möglichkeit gegeben, um so mehr als
gar nicht so überaus selten trotz eingetretener Empfängnis noch eine
oder mehrere Blutungen zum Menstruationstermin auftreten, die trotz
eindringlichen Fragens von den Frauen als normale Menstrualblutung
beschrieben werden. Es erscheint mir darum auch durchaus nicht als
so „paradox" oder „absurd", wie Dittel bzw. Dührssen meinen,
wenn ich schon in meinen ersten Mitteilungen die Möglichkeit einer
Schwangerschaft als Gegenanzeige genannt habe. Auf die Befürchtung
Dittels, die Durchblasung könne zu versteckten Abtreibungsversuchen
mißbraucht werden, brauche ich wohl nicht näher einzugehen. Wichtig
ist für uns lediglich die Frage, ob eine unerkannte junge Schwangerschaft
dadurch gefährdet wird, oder nicht. Wider Erwarten zeigen die begreiflicherweise wenigen einschlägigen Beobachtungen, daß nicht nur die

Eileiter in der Regel durchgängig bleiben, sondern auch das angesiedelte Ei in seiner Entwicklung nicht gestört wird. So haben Peterson, Reuben und Cron zweimal ohne üble Folgen bei jungen Graviditäten durchgeblasen und die Eileiter frei gefunden. Ottow hat bei einer zweimonatigen Schwangerschaft unter einem Druck von 140 mm Hg Luft durch die Tuben blasen können. Die Schwangerschaft blieb bis zu der 2 Wochen später vorgenommenen Unterbrechung ungestört. Rubin teilt in einer seiner letzten Veröffentlichungen außer dem schon erwähnten Fall von extrauteriner Gravidität 3 Fälle von Durchblasung während der Schwangerschaft mit. Bei einer Gravidität in der 6. Woche waren die Eileiter durchgängig, bei einer von 3 Monaten ist keine Luft in die Bauchhöhle gelangt. Beide sind ungestört verlaufen. In einem dritten Fall waren beide Eileiter 4 und 7 Wochen nach der letzten Periode durchgängig. Die Schwangerschaft hat sich weiter entwickelt, doch ist im 5. Monat nach Überanstrengung durch eine ungewöhnlich lange Autoreise die Fehlgeburt zustande gekommen. Diese Feststellungen sind außerordentlich erfreulich und beruhigend; doch muß begreiflicherweise auch für die Zukunft der Verdacht einer bestehenden Schwangerschaft als Gegenanzeige aufrecht erhalten bleiben.

Anzeigen und Gegenanzeigen für die Vornahme der Eileiterdurchblasung

Nachdem ich in dem vorausgehenden Abschnitt die mit der Durchblasung verbundenen Schädigungsmöglichkeiten besprochen und zu zeigen versucht habe, wie dieselben zustande kommen, will ich im folgenden die Vorschriften für die Zeit und Art der Vornahme der Durchblasung zusammenfassen, deren genaue Befolgung, wie uns die eigene Erfahrung und das Schrifttum lehren, geeignet ist, die Durchblasung zu einem verläßlichen und für die Frauen gefahrlosen Verfahren zu gestalten.

Im allgemeinen soll der Durchblasung eine Untersuchung des Samens vorausgehen — eine Forderung, die trotz ihrer Selbstverständlichkeit immer wieder betont werden muß — die aber leider oft am Widerstand der mit Recht, oder was häufiger sein dürfte, mit Unrecht gekränkten Ehemänner scheitert und vor allem unmöglich wird, wenn die Frau allein von auswärts zur Untersuchung kommt. Unbedingt zu verlangen ist indes eine solche, bevor man sich zu einem größeren Eingriff — wie z. B. einer Salpingostomie — entschließt, denn nur zu oft hat dieselbe Gonorrhoe, die zum Eileiterverschluß geführt hat, auch die Zeugungsfähigkeit des Mannes vernichtet.

Auf jeden Fall muß das Cervixsekret zumindest einmal, in GO-verdächtigen Fällen auch wiederholt, gegebenenfalls nach vorheriger Provokation, auf das peinlichste nach Gonokokken durchforscht werden, da deren Anwesenheit die Durchblasung verbieten würde.

In welchen Fällen die Eileiterdurchblasung erlaubt, zu welcher Zeit und wie dieselbe vorzunehmen ist, möchte ich in Ergänzung der schon früher gegebenen Vorschriften kurz folgendermaßen zusammenfassen:

Für die Durchblasung kommen in erster Linie die Fälle von Unfruchtbarkeit in Betracht, in denen bei nachweislich gesundem Samen des Mannes der Verdacht einer Unwegsamkeit der Eileiter als Sterilitätsursache besteht.

Sie muß vor **jedem** zur Behebung einer Unfruchtbarkeit geplanten Eingriff gemacht werden, um überflüssige Operationen zu vermeiden.

Was den Zeitpunkt der Untersuchung betrifft, so empfiehlt sich deren Vornahme in der ersten Hälfte des Intermenstruums, da nach Guthmann namentlich kurz vor der Regel durch die praemenstruelle Anschwellung der Gebärmutterschleimhaut die uterine Eileitermündung verlegt werden kann.

Welches Instrumentarium zur Durchblasung benützt wird, richtet sich nach dem persönlichen Geschmack des Betreffenden. Ich kann auf Grund persönlicher, guter Erfahrungen den von Haack nach den Angaben Rubins hergestellten Apparat empfehlen und als Gasquelle eine Sauerstoffbombe.

Zur Vermeidung von unerwünschten Zufällen, vor allem der Emphysembildung durch Sprengung der Eileiterwand und der Embolie lasse man den Druck im allgemeinen nicht über 200 mm Hg steigen.

Während der Durchblasung soll womöglich eine Hilfsperson das Geräusch der in die Bauchhöhle einströmenden Luft mit dem Höhrrohr beobachten, während man selbst seine volle Aufmerksamkeit der Luftdichtigkeit des Verschlusses am äußeren Muttermund und dem Spiel des Manometers widmet.

Es soll nur so viel Gas oder Luft eingeblasen werden als zur Diagnose unbedingt nötig ist, doch empfiehlt es sich, nicht weniger zu verwenden, als einer Wasserverdrängung von 2 bis 3×15 cm³ entspricht, um in Zweifelsfällen das Auftreten des Schulterschmerzes für die Diagnose der Durchgängigkeit verwerten zu können.

Mit Rücksicht auf die nach der Durchblasung gelegentlich auftretenden allerdings meist geringen Beschwerden, wie Oppressionsgefühl, Schulterschmerzen, Gefühl von Spannung im Bauch, ist es am besten, die Untersuchung in einer Anstalt zu machen und die Frauen 1 bis 2 Tage liegen zu lassen. Wenn die Untersuchung in der Sprechstunde gemacht wird, soll die Kranke danach 1 bis 2 Stunden liegen und zu Hause den Rest des Tages und den nächsten Tag im Bett bleiben.

Grundsätzlich verboten ist die Durchblasung:

Als im allgemeinen zwecklos bei sichergestellter Zeugungsunfähigkeit des Mannes, es wäre denn, daß die Frau Klarheit darüber wünscht, ob nicht auch bei ihr ein Hindernis für die Empfängnis besteht.

Zur Zeit der Menstruation und im Wochenbett, sowohl nach Abortus als auch nach Geburten wegen der zu dieser Zeit besonders von Kermauner betonten allgemein herabgesetzten Abwehrkraft und damit erhöhten Empfänglichkeit für das Haften frischer und das Aufsteigen schon vorhanden gewesener Entzündungen.

Bei eitrigem Cervixsekret und Nachweis von Gonokokken in demselben.

Bei akuten und subakuten entzündlichen Veränderungen an den Adnexen, am Beckenbauchfell oder im Beckenbindegewebe. Dabei ist jede Schmerzhaftigkeit, soweit sie nicht lediglich auf Zerrung von Verwachsungen beruht, in diesem Sinne zu deuten. Ebenso verbietet jede spontane Schmerzhaftigkeit die Durchblasung. Diese ist erst erlaubt, wenn durch Heißluft- oder Diathermiebehandlung vollkommene Schmerzlosigkeit erreicht ist.

Bei Blutungen.

Bei Verdacht auf Schwangerschaft in- oder außerhalb der Gebärmutter.

Bei Verdacht auf Krebs des Gebärmutterkörpers.

Bei sichergestellter oder vermuteter Tuberkulose im Bereich des Genitales, wobei gegebenenfalls auch der Gesamtzustand der Kranken mit in Rechnung zu ziehen ist.

Endlich sind leichterregbare, ungewöhnlich empfindliche Frauen besser von der Untersuchung auszuschließen, da Unruhe bei der Durchblasung die verläßliche Beobachtung erschwert und damit eine gewisse Gefahr bedeutet.

Bei sinngemäßer Berücksichtigung dieser Gegenanzeigen ist die Durchblasung in der Hand des erfahrenen Facharztes, der allein zur Vornahme derselben berechtigt ist, gefahrlos. Jede aus der Nichtbeachtung dieser Vorschriften sich ergebende Schädigung fällt dem betreffenden Untersucher zur Last und nicht dem Verfahren.

Deutung des Befundes bei der Durchblasung

Ich muß vorausschicken, daß es vereinzelte Fälle gibt, in denen die Durchblasung der Eileiter infolge Empfindlichkeit des Scheideneinganges, Enge der Scheide und Enge des äußeren Muttermundes nicht durchführbar ist oder die Frauen das Fassen des Scheidenteiles mit der Kugelzange, das Herabziehen der Gebärmutter bzw. das Andrücken des Gummi- oder Metallobturators gegen den äußeren Muttermund so schmerzhaft empfinden, daß die Untersuchung abgebrochen werden muß, bevor man zu einem Ergebnis gekommen ist.

Von 4 Frauen, bei denen lediglich die Enge des äußeren Muttermundes und Cervikalkanales das Hindernis gebildet haben — es waren dies durchwegs Fälle von Hypoplasie —, ist einmal (Fall 58) nach einer durch längere Zeit fortgesetzten Behandlung mit Thyreosan-Ovarialtabletten und Hitze (Heißluft, Diathermie, Moorpackungen) die Untersuchung doch noch möglich geworden. Eine künstliche Erweiterung des Cervixkanales zum Zweck der Durchblasung, die nur ganz ausnahmsweise in einem Fall (341) geplant war, aber dann doch nicht vorgenommen worden war, ist nicht zu empfehlen. Sollte man sich aus besonderen Gründen dennoch einmal dazu entschließen, so wäre die Durchblasung nicht unmittelbar anzuschließen, sondern erst abzuwarten, ob die Erweiterung ohne üble Folgen geblieben ist.

Außer den 3 Fällen, in denen die Untersuchung durch die Enge des Cervikalkanales endgültig unmöglich war, ist sie in 4 weiteren Fällen an der durch den Befund nicht erklärten, also wohl rein persönlich bedingten, ungewöhnlichen Empfindlichkeit der Frauen gescheitert. Endlich sind 2 weitere Fälle nicht verwertbar. Bei dem einen hat es sich nachträglich gezeigt, daß das Gas gleichzeitig aus dem undichten Schlauch ausgeströmt war, während es bei dem zweiten infolge eines ungewöhnlich hoch hinaufreichenden Cervixrisses nicht gelungen ist, einen dichten Abschluß zu erzielen. Ich muß bemerken, daß dieses Hindernis auf diesen einen Fall beschränkt blieb. Beide Fälle stammen übrigens aus den ersten Wochen unserer Untersuchungen.

Wenn ich von diesen 9 Fällen absehe, verbleiben 391 Frauen, bei denen die Durchblasung einmal oder wiederholt gemacht worden ist.

Bezüglich der Deutung des Durchblasungsbefundes läßt sich auf Grund der bisherigen Erfahrungen folgendes sagen:

Wenn bei einem Hg-Druck von 40 bis 60 mm oder wie in den meisten der Fälle mit durchgängigen Eileitern, von 60 bis 150 mm das Gas gleichmäßig einströmt, ohne daß Gasblasen neben der Kanüle durch den äußeren Muttermund herausgepreßt werden, dann sind die Eileiter oder zumindest ein Eileiter durchgängig. Auch ohne Hörrohr kann mit Sicherheit gesagt werden, daß eine Behinderung der Empfängnis durch Eileiterverschluß in diesen Fällen nicht vorliegt. Die gleichzeitige Auskultation dient in diesen Fällen mehr zur persönlichen Beruhigung und Kontrolle. Ihr Hauptwert liegt darin, daß sie erkennen läßt, ob beide Eileiter durchgängig sind, und bei einseitigem Verschluß, auf welcher Seite er sich befindet. Ich glaube indes, daß der dadurch erzielte Gewinn nicht allzu groß ist. Eine Schwangerschaft ist, soweit dies von den durch die Durchblasung feststellbaren mechanischen Verhältnissen abhängt, schließlich auch dann möglich, wenn nur ein Eileiter frei ist, und auch zur Vornahme einer Salpingostomie wird sich niemand durch die Feststellung eines einseitigen Verschlusses veranlaßt sehen.

Steigt dagegen die Quecksilbersäule auf 200 mm Hg und zeigt die Neigung, noch höher zu steigen, so darf eine Unwegsamkeit der Eileiter angenommen werden. Dasselbe gilt von den Fällen, wo nach langsamem (meist aber raschem) Ansteigen des Druckes von 150 mm Hg angefangen das Gas oft mit großer Gewalt neben der Kanüle zurückströmt, so daß es trotz kräftigen Anpressens des Keiles gegen den äußeren Muttermund nicht gelingt, Luftdichtigkeit zu erzielen. Gerade für derartige Fälle ist die Auskultation von außerordentlicher Wichtigkeit, da sie die auf Grund des Rückströmens mit größter Wahrscheinlichkeit gestellte Diagnose eines mechanischen Verschlusses durch die Feststellung der

Tatsache zur Gewißheit machen kann, daß bis zum Augenblick des Undichtwerdens kein Gas durch die Eileiter in die Bauchhöhle gelangt ist. Bei einer Reihe von 43 Fällen fiel der Druck, nachdem er eine Höhe von 160 bis 200 mm Hg erreicht hatte, ohne daß Gas zurückgeströmt wäre, plötzlich auf 50 bis 60 mm Hg ab, ohne neuerlich anzusteigen. Man muß annehmen, daß es hier durch den Druck zur Lösung eines Eileiterverschlusses gekommen ist. Die Tatsache, daß diese Gruppe von Fällen, von denen noch eingehend die Rede sein wird, die höchste Zahl an nachträglichen Schwangerschaften aufweist, beweist, daß diese Anschauung richtig ist.

Man kann ruhig sagen, daß die Beobachtung des Manometerdruckes bei gleichzeitiger Auskultation in nahezu allen Fällen zur Erkennung der Durchgängigkeit oder des Verschlusses der Eileiter genügen.

Allerdings gibt es, wenn auch sehr seltene Ausnahmen von der Regel, Fälle, in denen trotz hohen Manometerdruckes und trotz Fehlen des Auskultationsphänomens bald nach der Durchblasung Schwangerschaft eingetreten ist, so daß mit einer an Sicherheit grenzenden Wahrscheinlichkeit angenommen werden kann, daß die Eileiter schon zur Zeit der Untersuchung durchgängig gewesen sein mußten. Vor solchen, im allgemeinen wohl seltenen Überraschungen, die, so angenehm sie für die betreffende Frau auch sein mögen, für den Arzt die peinliche Tatsache bedeuten, eine falsche Diagnose gestellt zu haben, kann uns der Schulterschmerz bewahren, der uns gegebenenfalls mit absoluter Sicherheit anzeigt, daß entgegen der Beobachtung des Manometers und trotz erfolgloser Auskultation doch Gas oder Luft den Weg in die Bauchhöhle gefunden haben müssen.

Ich führe als Beispiele 2 eigene und eine von Kirstein veröffentlichte Beobachtung an. Der Fall von Kirstein betraf eine Frau, die ein Jahr vorher wegen Eileiterschwangerschaft operiert worden war. Bei der Durchblasung war der Druck auf 290 mm Hg gestiegen, woraus man mit Recht einen Eileiterverschluß hätte annehmen können, wenn nicht beim Herabsteigen vom Untersuchungstisch ausgesprochene Schulterschmerzen aufgetreten wären, was von Kirstein als Beweis für die Durchgängigkeit der Eileiter aufgefaßt wurde. Tatsächlich wurde die Frau nach der nächsten Periode schwanger.

Der eine von mir beobachtete Fall betraf eine Frau von 38 Jahren (Ster. Fall. 164), die einmal geboren hatte, vor 5 Jahren wegen Eileiterschwangerschaft operiert worden war und vor 4 Jahren abortiert hatte. Wegen des Ausbleibens einer weiteren Schwängerung und des lebhaften Wunsches nach einem Kinde — das einzige war inzwischen gestorben —, war 2 Jahre nach der Fehlgeburt eine Salpingostomie gemacht worden. Der betreffende Kollege hatte die Frau wegen des Ausbleibens des Erfolges seiner Operation zu mir geschickt. Die Untersuchung ergab einen kleinen, anteflektierten, gut beweglichen Uterus und eine mäßige Verdickung der rechten Adnexe. Bei der Durchblasung stieg der Gasdruck auf 200 bis 250 mm Hg bei negativer Auskultation. Fast unmittelbar danach beim Stehen ungewöhnlich heftige Schulterschmerzen, die nach zweitägiger Bettruhe vollkommen verschwanden, so daß ich dem Kollegen mitteilen konnte, daß eine, wenn auch geringe Durchgängigkeit bestehe und damit die Möglichkeit einer Schwangerschaft gegeben sei. 8 Monate später wurde die Frau tatsächlich schwanger. Leider war es wieder eine Eileiterschwangerschaft, die eine Operation erforderte und jede Hoffnung auf Nachkommenschaft vernichtet hat.

Bei dem 2. Fall (Ster. Fall 70), auf den ich bei der Frage nach den Ursachen der Unwegsamkeit der Eileiter noch ausführlich zurückkomme, hatte der erste, allerdings nur bei 120 mm Hg gemachte Durchblasungsversuch zum Ausspruche „undurchgängig" geführt. Bei einer 11 Monate später vorgenommenen Durchblasung ist der Druck auf 200 mm Hg gestiegen, doch habe ich trotz negativen Auskultationsbefundes angenommen, daß der Weg frei sein müsse, weil nach der Untersuchung Schmerzen in der rechten Schulter aufgetreten waren, eine Annahme, die gelegentlich einer 2 Jahre später vorgenommenen Probelaparotomie volle Bestätigung gefunden hat.

In allen 3 Fällen war somit die Diagnose der Durchgängigkeit, die zweimal durch den Eintritt der Gravidität, in dem einen eigenen Fall bei der Laparotomie bestätigt worden ist, nur durch das Zeichen des Schulterschmerzes möglich. Als erster erwähnt Rautenberg den Schulterschmerz bei der Gasfüllung der Bauchhöhle zu diagnostischen Zwecken. Seitdem Goetze das künstliche Pneumoperitoneum zu einer heute allgemein angewandten diagnostischen Methode ausgebaut hat sowie durch die eingehenden anatomischen und experimentellen Untersuchungen von Felix ist der Schulterschmerz zu einem wohlbekannten, diagnostisch wertvollen Zeichen geworden. Er ist das Phrenicusfernsymptom und kommt durch Reizung der sensiblen Phrenicusfasern an der Zwerchfelloberfläche zustande. Die Schmerzempfindung in der Schulter wird durch die ebenso, wie der Nerv. phrenicus aus dem IV. Cervikalnerven entspringenden Nervi supraclaviculares vermittelt, die die Haut der Vorder- und Hinterfläche der Schulter sowie des Nackens versorgen. Am häufigsten tritt der Schmerz in der rechten Schulter, seltener in beiden oder nur in der linken Schulter auf. Die Bevorzugung der rechten Seite hängt wohl damit zusammen, daß außer dem Reiz durch die Gasblase noch der Zug durch die Leber schmerzauslösend wirkt, die im Augenblick, wo der negative Druck in der Bauchhöhle aufhört, mit ihrem Gewicht am Zwerchfell zerrt.

Ich unterlasse es, zahlenmäßige Angaben darüber zu machen, wie oft bei freien Eileitern Schulterschmerz auftritt, da namentlich in der ersten Zeit unserer Untersuchungen nicht streng darauf geachtet worden ist. Dazu kommt die außerordentlich verschiedene Empfindlichkeit der Frauen, die Tatsache, daß sie bei geringen Beschwerden überhaupt nicht auf dem Gedanken kommen, daß die leichten Schmerzen in der Schulter mit der Untersuchung zusammenhängen könnten und endlich der Umstand, daß der Schmerz sehr oft nicht gleich auftritt, sondern erst, wenn die Kranken schon eine Weile herumgegangen sind. Seit wir genau auf das Zeichen achten und bei nicht ganz sicher durchgängigen Fällen eher etwas mehr Gas einströmen lassen, hat sich die Zahl der positiven Fälle bis auf etwas mehr als 80% erhöht. Die Angaben über die Häufigkeit des Schulterschmerzes im Schrifttum sind — soweit darüber überhaupt Angaben gemacht werden — begreiflicherweise recht verschieden. Jakoby beobachtete fast regelmäßig meist rechtseitigen Schulterschmerz, Aldridge in 90%, Koch dagegen nur in $^1/_{10}$ aller Fälle. Das hängt einmal von der Art des Gases ab, indem Kohlensäure rascher resorbiert wird, als Luft oder Sauerstoff, und dann von der Menge des eingeblasenen Gases, mit anderen Worten, von der Technik der Untersuchung. Bei Verwendung kleiner, abgemessener Luftmengen wird naturgemäß Schulterschmerz seltener auftreten, besonders wenn man, wie z. B. Guthmann, darauf ausgeht, ihn womöglich zu vermeiden, als wenn man sich der Rubinschen Apparatur mit einer Gasbombe bedient und einen mäßigen Grad von Schulterschmerz sogar für wünschenswert hält. Ich möchte mit dieser Bemerkung nicht mißverstanden werden und betone, daß wir bei Fällen, die auf Grund des Hg-Druckes und des Hörrohrbefundes als einwandfrei durchgängig anzusprechen sind, die Durchblasung sofort abbrechen, sobald dies festgestellt ist.

Wir schätzen das Zeichen vor allem in den Fällen, wo die Auskultation unsicher ist und die Höhe der Hg-Säule anzeigt, daß das Gas nicht ohne Widerstand einströmen kann. In diesen Fällen trägt die Beachtung des Schulterschmerzes, dessen Fehlen, vor allem aber dessen Vorhandensein uns bisher bei der Diagnose nie im Stich gelassen hat, ganz bestimmt dazu bei, die Zahl der „unsicheren" Durchblasungsergebnisse auf ein Mindestmaß herabzudrücken.

In unserem Material finden sich einschließlich der schon genannten 2 im ganzen 7 Fälle, in welchen die Diagnose der Durchgängigkeit zunächst lediglich auf Grund des Schulterschmerzes gestellt worden ist. In 5 Fällen hat sich die Richtigkeit der Annahme bestätigt: 3mal durch die deutlich positive Auskultation bei Wiederholung der Durchblasung, 1 mal durch den Eintritt einer Schwangerschaft, 1 mal gelegentlich der Operation.

Es unterliegt für mich gar keinem Zweifel, daß auch bei den beiden Frauen, bei denen bisher der Beweis für die Durchgängigkeit durch eine neuerliche Durchblasung oder den Eintritt einer Schwangerschaft noch nicht erbracht worden ist, unsere Diagnose richtig war.

Abgesehen von der erhöhten Sicherheit der Diagnose sehe ich einen, nicht zu unterschätzenden Vorteil darin, daß das Auftreten des Schulterschmerzes auch in sonst unklaren Fällen ein sicheres Urteil gleich bei der ersten Untersuchung gestattet. Bei Verwendung kleiner, abgemessener Luftmengen, bedarf es anscheinend öfters wiederholter Untersuchungen. Fordert doch Sellheim, obwohl gerade er die Durchblasung als „kleine Bauchhöhlenoperation" mit allen einer solchen gebührenden Rücksicht an Asepsis und Indikationsstellung betrachtet wissen will, namentlich bevor man die Diagnose „Eileiterverschluß" stellt, eine Wiederholung der Untersuchung. Dieselbe Forderung wird auch von anderen Autoren, ja sogar von Rubin erhoben.

Ich habe grundsätzlich bei eindeutigem Befund, gleichgültig ob derselbe Durchgängigkeit oder Unwegsamkeit der Eileiter ergeben hat, nur einmal durchgeblasen und die Untersuchung nur gelegentlich bei verschlossenen Eileitern wiederholt, um den Erfolg der Behandlung nachzuprüfen oder wenn aus anderen Gründen eine neuerliche Untersuchung wünschenswert erschienen war. Das Ergebnis war, von den wenigen Fällen abgesehen, in denen durch einen Eingriff oder eine unblutige Behandlung das Hindernis beseitigt worden war und den beiden schon erwähnten Fällen, bei denen es im Laufe von 3 und 12 Monaten zum Verschluß der vorher offenen Eileiter gekommen war, immer dasselbe, so daß ich mich gleich Brandt und Meaker zu dem Schlusse berechtigt fühle, daß eine einmalige Untersuchung bei entsprechender Ausführung, vor allem bei der Mitverwertung des Schulterschmerzes in der Regel zur Feststellung der Durchgängigkeitsverhältnisse genügt, was in Anbetracht der Tatsache, daß die Durchblasung, wenn auch nur ganz ausnahmsweise, zu Schädigungen führen kann, unbedingt einen Vorteil bedeutet. Die Zahl der Fälle mit fraglichem Ergebnis der Durchblasung, ist außerordentlich klein. Ursprünglich glaubte ich dies bei 8 Frauen annehmen zu müssen. Da sich indes gezeigt hat, daß das Auftreten von Schulterschmerz als Beweis für die Durchgängigkeit gelten kann, fallen von diesen 8 Fällen die schon besprochenen 7 Frauen mit deutlichem Schulterschmerz weg, so daß das Ergebnis bei der ersten Untersuchung nur einmal unklar geblieben ist: Aus dem Rückströmen von Gas bei einem Druck von nur 40 mm Hg war die Durchgängigkeit in Frage gestellt worden. Es war dies ganz im Beginn unserer Untersuchungen; wir waren damals, sicher nicht zum Nachteil unserer Frauen, etwas überängstlich und der nicht recht verständliche Verlauf der Untersuchung ist sicher nur auf mangelhafte Ausführung zurückzuführen. Eine Wiederholung der Probe war leider nicht möglich.

Ich komme somit zu dem sehr befriedigenden Schlusse, daß unter 391 Fällen mit einer einzigen Ausnahme der Befund der Durchblasung ein klares Ergebnis geliefert hat.

Verläßlichkeit der Durchblasung

Die Richtigkeit der Diagnose zu prüfen ist, abgesehen von der Bestätigung durch den Eintritt einer Schwangerschaft bei Fällen mit offenen Eileitern nur durch die Wiederholung der Durchblasung bei offenem Bauch möglich. Da eine Laparotomie zum Zwecke der Behebung der Unfruchtbarkeit einen verhältnismäßig seltenen Eingriff darstellt, sind die hieher gehörigen Mitteilungen im Schrifttume bisher ziemlich spärlich geblieben, obwohl gerade der Nachweis der Verläßlichkeit der Durchblasungsergebnisse für die Lebensfähigkeit der Untersuchungsmethode ebenso wichtig ist, als der Nachweis ihrer Ungefährlichkeit. Rubin selbst teilt nur in seiner zweiten Veröffentlichung einen Fall mit, in dem die Operation den angenommenen Befund bestätigt hat. Novak berichtet über 10 Laparotomien, bei denen die bei offenem Bauch wiederholte Durchblasung zu demselben Ergebnis geführt hat, wie die erste. In einem dieser Fälle erwiesen sich die Tuben bei der Besichtigung als unverändert: der beste Beweis für die Überlegenheit der Durchblasung gegenüber der Palpation, die in diesem Falle vollkommen im Stiche gelassen hatte. Die Durchblasung offenbart eben auch Verschlüsse, die im interstitiellen Teil des Eileiters sitzen. In gänzlich mißverständlicher Auffassung wird im Schrifttum wiederholt dieser Fall als ein Beispiel erwähnt, in dem die Durchblasung „im Stiche gelassen hat". Vogt hat bei 3 Probelaparotomien den auf Grund der Durchblasung erwarteten Verschluß gefunden. Über eine größere Reihe von Nachprüfungen durch Bauchschnitt berichtet Frommolt. Von 29 Fällen zeigen 17 das ist 58,6% Übereinstimmung, 4 das ist 13,5% das Gegenteil, 8 das ist 27,6% sind ungeklärt geblieben. Leider sind in der Arbeit keine Einzelheiten mitgeteilt, so daß ich dazu nicht Stellung nehmen kann. Ich bedauere dies um so mehr, als die Angaben Frommolts als Beweis für die Unzuverläßigkeit der Durchblasung angeführt werden. Nicht verständlich wird aus seiner Darstellung, wieso er aus der Tatsache, daß er bei 3 Fällen mit atypischem Auskultationsphänomen verwachsene und entzündlich veränderte Eileiter gefunden hat, deren Fimbrienende aber keineswegs völlig verschlossen war und die er deshalb als durchgängig betrachtet hat, zu der Behauptung kommen kann, daß man, wenn man solche Tuben auf Grund der Durchblasung als durchgängig annimmt, kaum berechtigt sei, bei negativem Durchblasungsergebnis Eileiter mit völlig offenem Fimbrienende als undurchgängig zu bezeichnen, und weiter zu dem Schlusse, daß man in solchen Fällen ein Versagen der Durchblasung zugeben müsse. Das makroskopische Aussehen hat mit der Durchgängigkeit wenig zu tun, ebenso wie das „atypische" Auskultationsphänomen nach Sellheim nur sehr bedingten Wert hat. In zweifelhaften Fällen entscheidet, wenn man nicht operiert, das Fehlen oder Vorhandensein des Schulterschmerzes (Phrenicusfernsymptom nach Felix). Hat man Gelegenheit, bei der Operation die Eileiter zu betrachten, so ist das einzig Entscheidende für die Frage der Zuverlässigkeit der vorher gemachten Durchblasung, ob ihre Wiederholung bei offenem Bauch zu demselben Ergebnis führt, das heißt, ob die vorher als verschlossen bezeichneten Eileiter auch jetzt keine Luft durchlassen oder ob die vorher als durchgängig angesprochenen sich auch jetzt als luftdurchgängig erweisen, ganz gleichgültig, ob sie durchgängig aussehen oder nicht. Eine einfache Betrachtung der Eileiter ohne Wiederholung der Durchblasung ist für die Beurteilung der Verläßlichkeit der vor der Operation gemachten Durchblasung ganz wertlos.

Vom Versagen der Durchblasung kann nur gesprochen werden, wenn die vor der Operation als verschlossen bezeichneten Tuben bei offenem Bauch Luft durchlassen oder umgekehrt. v. Scheller hat bei 22 Bauchschnitten 19mal Übereinstimmung gesehen. Von den 3 Fehlannahmen wird eine auf praemenstruellen Schwellungsverschluß zurück-

geführt. Bei den beiden anderen Fällen waren die Eileiter unerwarteter-
weise durchgängig. Dazu wäre noch die Mitteilung von Fuchs zu er-
wähnen, der bei 11 Laparotomien Übereinstimmung gefunden hat. Ich
glaube indes, daß diese 11 Fälle in der aus der Anstalt Fuchs stammenden
Arbeit v. Schellers schon mitgezählt sind. Wenn ich von den leider
nicht im einzelnen wiedergegebenen Ergebnissen Frommolts absehe,
stellen die angeführten Mitteilungen, soweit sie bei den kleinen Zahlen
überhaupt von Bedeutung sind, der Eileiterdurchblasung ein gutes
Zeugnis aus.

Ich selbst war in 33 Fällen in der Lage, die auf Grund der ersten
Untersuchung gestellte, vor der Entscheidung zur Operation durch
eine oder durch wiederholte Durchblasungen bestätigte Annahme des
Eileiterverschlusses bei offenem Bauch auf ihre Richtigkeit zu prüfen.
In einer Anzahl von Fällen, die nicht wegen Unfruchtbarkeit aufgenommen worden waren, wurde die Durchblasung vor und während
der Operation lediglich zu dem Zwecke vorgenommen worden, um
Erfahrungen über die Verläßlichkeit der Untersuchung zu gewinnen. Da
diese Fälle sonst mit dem Gegenstand dieser Arbeit nichts zu tun haben,
erübrigt es sich wohl, auf Einzelheiten einzugehen. Bei 7 Frauen mit
Myomen erwiesen sich die Eileiter 5mal als durchgängig, 2mal als
verschlossen. Der Verschluß betraf den interstitiellen Tubenteil. Pars
isthmica und ampullaris ließen keine Veränderungen erkennen und
rührten sich während der Durchblasung nicht. In 5 Fällen von entzündlichen Adnextumoren waren die Eileiter 4mal undurchgängig, nur bei
einem Fall von linksseitiger Pyosalpinx, bei dem sich schon vor der
Operation die rechte Seite als frei erwiesen hatte, brutzelte auch bei
offenem Bauch die Luft bei niederem Druck unbehindert aus dem ampullären Ende des unveränderten Eileiters. In die Pyosalpinx drang überhaupt kein Gas ein, so daß hier, wie auch bei 2 weiteren Fällen ein Verschluß im interstitiellen Teil des Eileiters angenommen werden mußte.
Ein Fall, in dem wegen einer fixierten Retroversioflexio uteri eine ab-
dominale Ligamentfixation gemacht worden ist, waren die Eileiter vor
und während der Operation frei, bei einem kleinen, cystischen Ovarial-
tumor, endlich wurde der einseitige, ebenfalls interstitiell sitzende Eileiterverschluß bei der Operation bestätigt. In allen 14 Fällen haben
sich somit die auf Grund der Durchblasung der Eileiter
auf deren Durchgängigkeit gezogenen Schlüsse als richtig
erwiesen.

Von den sterilen Frauen, bei denen ich mich mit Rücksicht auf
den bei der Durchblasung erhobenen Befund zum Teil auf das Drängen
der Frauen zu einem Bauchschnitt entschlossen hatte, lasse ich die
gekürzten Krankheitsgeschichten folgen. Es sind im ganzen 19 Fälle.

1. J. Sch., 32 Jahre (Ster. Fall 17), Spontangeburt vor 5 Jahren. Wochenbett fieberlos. Seitdem steril, Kind inzwischen gestorben. Befund: Muttermund quer gespalten. Uterus normal, groß, anteflektiert, beweglich. Linkes Ovarium fixiert, das rechte frei. Rubin: bis 120 mm Hg, worauf das Gas stürmisch
zurückzischt. 30. 1. 1922. Operation (Graff) in Lumbalanaesthesie.

Fascienquerschnitt: Uterus zurückgesunken. Eileiter sehr dünn, in der Umgebung der sonst für das Auge unveränderten Ampullen einzelne, zarte Verwachsungsfäden. Bei der Durchblasung (Petzold) steigt der Druck bis auf 200 mm Hg. Der Uterus dehnt sich deutlich aus und fühlt sich elastisch an. Der linke Eileiter liegt ruhig, der rechte bläht sich auf. Es geht kein Gas durch. Zweite Durchblasung: bei 120 mm Hg knackt etwas, worauf aus dem linken Eileiter einzelne Luftblasen ohne Absinken des Druckes herausperlen. Der rechte Eileiter hat sich wieder fast auf Kleinfingerdicke aufgebläht. Entsprechend dem ampullären Ende wölbt sich eine bohnengroße, dünnwandige Blase vor, nach deren Spaltung die Luft unter dauerndem Absinken des Druckes auf 60 mm Hg abströmt. Die umgeklappten Schnittränder werden mit feinsten Nähten angeheftet. Heilung. Die Frau ist nicht zur Nachuntersuchung gekommen.

2. Th. B., 32 Jahre (Ster. Fall 31), immer gesund, seit 10 Jahren steril verheiratet. Der Mann hat drei Kinder aus erster Ehe. Im 4. Jahr der Ehe Discission und Ausschabung. Befund: Uterus eher größer, in Retroversion. Adnexe nicht ganz frei beweglich, sonst unverändert. Rubin: bis 160 mm Hg und Neigung, höher zu steigen, weshalb die Durchblasung abgebrochen wird. Kein Schulterschmerz. Wiederholung nach einigen Tagen mit demselben Ergebnis. 22. 2. 1922. Operation (Graff) in Lumbalanaesthesie. Mediane Laparotomie: Uterus retrovertiert, größer. Rechter Eileiter dicker, weich, der Fimbrientrichter mit großen, saftreichen Schleimhautfalten scheint frei zu sein. Im ampullären Drittel ist der Eileiter durch einen nach oben ziehenden Verwachsungsstrang spitzwinkelig abgeknickt. Um das Ovar viele zarte, alte Verwachsungen. Linker Eileiter schlank, Fimbrientrichter zart, unverändert. Durchblasung, wobei der Druck über 160 mm Hg steigt, ohne daß Gas ausströmt. Nach Durchtrennung der abknickenden Adhaesion wird die rechte Tube frei und der Druck sinkt ab. Die Sondierung des linken Eileiters ergibt ein Hindernis 2 cm vom Uterus entfernt. Da sich die Durchgängigkeit beim Anheben des Uterus jedesmal bessert, obwohl auch dann der Luftstrom zeitweise für Sekunden aussetzt, wird der Uterus nach Doleris an die vordere Bauchwand angenäht. Während der immer neuen Durchblasungsversuche strömt auch aus dem linken, durch die Sondierung anscheinend durchgängig gewordenen Eileiter von Zeit zu Zeit etwas Gas. Glatte Heilung.

3. E. L., 29 Jahre (Ster. Fall 47), normale Geburt vor 9, Abortus vor 7 Jahren. Jetzt mit angeblich gesundem Mann 6 Jahre steril verheiratet. Schmerzen beim Coitus. Angeblich rasches Abfließen des Sperma. Libido und Voluptas fehlen. Befund: Descensus der hinteren Scheidenwand, Uterus normal groß, anteflektiert, freibeweglich. Rechtes Ovar nußgroß, cystisch, links fingerdicke, etwas empfindliche, bewegliche Resistenz. Rubin: 27. 2. 1922 180 mm Hg. 1. 4. 1922 200 mm Hg, beide Male kein Schulterschmerz. 1. 4. 1922. Operation (Graff) auf Wunsch der Kranken in Allgemeinbetäubung. Mediane Laparotomie: Uterus etwas größer, weicher. Beide Eileiter mehrfach gewunden, verschlossen, mit der Umgebung wenig verwachsen. Beide Eierstöcke fixiert. Beim Durchblasen bläht sich der Uterus auf und die vorher schlaffen Eileiter verwandeln sich in prall gefüllte Säcke, die beide an der am meisten vorgewölbten und dünnsten Wandstelle nahe dem ampullären Ende nacheinander auf $1^{1}/_{2}$ cm gespalten werden, worauf das Gas ruhig abströmt und der Druck von 220 auf 40 bis 60 mm Hg absinkt. Die umgelegten Schnittränder werden durch feine Nähte befestigt, die gleichzeitig die Blutung stillen. Heilung 22. 1. 1923. Rubin: Eileiter

verschlossen. Moorpackungen, 21. 8. 1924 und 25. 5. 1925: Eileiter verschlossen.

4. E. M., 38 Jahre (Ster. Fall 48), 20 Jahre steril verheiratet; damals vom Gatten luetisch infiziert; jetzt beide gesund. Vor zwei Jahren wegen Adnextumoren und Bartholinitis ambulatorisch behandelt. Befund: Uterus anteflektiert, weniger beweglich, rechte Adnexe verdickt, beweglich, linke Adnexe nicht zu tasten. Rubin: bis 180 mm Hg. Kein Schulterschmerz. Sperma: noch nach 24 Stunden bewegliche Spermatozoen. 6. 4. 1922. Operation (Graff) in guter Lumbalanaesthesie. Laparotomie: rechte Tube fingerdicker, relativ wenig verwachsener Pyosalpinx, linke Tube abdominal offen, äußerlich wenig verändert. Beim Durchblasen bläht sich der Uterus etwas auf, die Eileiter rühren sich nicht, so daß man den Eindruck gewinnen muß, daß sie schon im interstitiellen Teil verschlossen sind. Entfernung der durch Verwachsungen verzogenen Appendix. Heilung.

5. J. B., 27 Jahre (Ster. Fall 7), 8 Jahre steril verheiratet. Vor 5 Jahren Discission und Curettage. Im Anschluß daran Adnextumoren, die ambulatorisch behandelt worden sind. Seit 1919 drei Kuren in Franzensbad. Befund: Portio nach Discission. Uterus sehr klein, zurückgesunken, wenig beweglich. Adnexe beiderseits verdickt, fixiert, schmerzhaft. Rubin: 17. 1. 1922. Eileiter nicht durchgängig; Diathermie, Heißluft. Sperma: Nach einer Stunde massenhaft bewegliche Spermatozoen. Da Patientin sehr dazu drängt, am 19. 6. 1922. Operation (Graff) in Lumbalanaesthesie. Laparotomie: Uterus klein anteflektiert. Viel Verwachsungen vor und hinter dem Uterus sowie an dessen linker Seite. Rechter Eileiter knapp am Abgang vom Uterus bleistiftdick, von steinharten, gelblich durchscheinenden Eiterresten erfüllt, mit dem Eierstock verbacken. Der linke Eileiter an der Abgangstelle von einem kleinen Myom nicht zu differenzieren, etwas verdickt, gewunden, kurz, am abdominalen Ende bis auf einzelne freie Fimbrienzipfel verschlossen.

Durchblasung: 200 mm Hg. Uterus bläht sich etwas, in die Eileiter dringt keine Luft. Salpingostomie zwecklos und wegen der Eiterreste im rechten Eileiter auch gar nicht angebracht.

6. M. O., 41 Jahre (Ster. Fall 74), fieberhafter Abortus vor 2 Jahren, danach zweimal in Franzensbad. Schmerzen bei der Kohabitation. Befund: Uterus größer, retroflektiert, dextroponiert, wenig beweglich. Linke Adnexe fixiert, walnußgroß. Rubin: 180 mm Hg. Auskultation negativ, kein Schulterschmerz. Operation (Graff) in Allgemeinbetäubung. Laparotomie: Uterus groß, im ganzen nur wenig beweglich anteflektiert, zurückgesunken. Rechter Eierstock etwas fixiert, rechter Eileiter durch Verwachsungen mehrfach abgeknickt, desgleichen links. Der linke Eierstock in eine marillengroße Corpus-luteumcyste umgewandelt. Durchblasung: bei 200 mm Hg dringt nur etwas Luft in den Anfangsteil der Tuben. Sofort nach Behebung der Abknickungen durch Lösung der Verwachsungen wird der Weg frei. Exstirpation der Cyste. Doleris. Heilung.

7. A. P., 35 Jahre (Ster. Fall 64), 14 Jahre steril verheiratet, immer gesund. Befund: Portio plump, zilindrisch. Uterus in vermehrter Anteflexion, ziemlich groß. Rechte Adnexe verdickt, fixiert, linke Adnexe verdickt. Sperma: Nach anderthalb Stunden mäßig viel wohlgebildete Spermatozoen, von denen einzelne beweglich sind. Rubin: 180 mm Hg, worauf das Gas zurückströmt. Kein Schulterschmerz. 27. 10. 1922. Operation (Graff) in Lumbalanaesthesie. Laparotomie: Uterus größer, als normal, in Anteversioflexio. Beide Tuben in daumendicke Hydrosalpinxsäcke umgewandelt. Der rechte Eileiter dabei gestreckt, fast ohne Verwachsungen mit der Um-

gebung. Am ampullären Ende die Fimbrien noch als rote Wärzchen zu erkennen. Rechter Eierstock frei von Adhaesionen. Linker Eileiter schneckenförmig eingerollt, ebenso, wie der von Adhaesionsschleiern umhüllte Eierstock mit der Umgebung verwachsen. Bei der Tubendurchblasung Druckanstieg 170 mm Hg, wobei sich erst der Uterus etwas aufbläht und dann die Eileiter, namentlich der rechte, steif aufrichten. Spaltung des rechten Eileiters auf 3 cm, worauf sich wasserklare Flüssigkeit und Gas entleeren, während das Manometer auf 30 mm Hg abfällt. Der Eierstock wird in den eröffneten Eileiter eingestülpt und dessen Ränder an der Oberfläche des Eierstockes angenäht. Heilung.

8. L. N., 34 Jahre (Ster. Fall 92), in erster Ehe 7, jetzt neuerdings 4 Jahre steril verheiratet. Immer gesund. Geschlechtsempfindung normal. Befund: Portio etwas lang und schlank. Uterus normal groß, anteflektiert, zurückgesunken. Rubin: 120 mm Hg, dann Schmerzen. Kein Schulterschmerz. Bei Wiederholung 180 mm Hg, worauf das Gas zurückströmt. 13. 11. 1922. Operation (Heidler) in Lumbalanaesthesie, Uterus ohne Besonderheit. Beide Eileiter in Hydrosalpinxsäcke umgewandelt, die durch zarte Adhaesionen fixiert sind, die auch die Eierstöcke umgeben. Bei der Durchblasung dehnen sich beide Eileiter mächtig aus, bis endlich aus dem ampullären Ende des rechten Eileiters Gas herauszischt. Spaltung der linken Hydrosalpinx, die so auf das Ovar genäht wird, das etwa $^2/_3$ seiner Oberfläche bedeckt sind. Heilung.

9. A. P., 25 Jahre (Ster. Fall 152), aufgenommen 9. 2. 1923. Da die Geschichte dieses Falles schon in dem Abschnitt über die Gefahren der Durchblasung ausführlich wiedergegeben ist, weil es bei der Durchblasung während der Operation zur Bildung eines retroperitonenalen Emphysems, gekommen war, sei hier nur wiederholt, daß sich die Annahme eines Eileiterverschlusses als richtig erwiesen hat. Rechts war eine Hydrosalpinx vorhanden, in die das Gas einströmte, während bei der linken, anscheinend normalen Tube der Verschluß im interstitiellen Teil gesessen ist. Salpingostomie. Heilung. Schon während der Rekonvaleszenz hat sich der Verschluß wieder hergestellt.

10. C. St., 28 Jahre (Ster. Fall 82), nie schwanger gewesen, 4 Jahre steril verheiratet. Befund: Adipositas. Uterus klein, anteflektiert, Beweglichkeit eingeschränkt. Adnexe nicht zu tasten. Rubin: 200 mm Hg; kein Schulterschmerz. Bei 2 weiteren Untersuchungen dasselbe Ergebnis. 9. 2. 1923. Operation (Graff) in Lumbalanaesthesie: Uterus klein, zurückgesunken. Eileiter etwas dicker, saftreich, geschlängelt, mit zahlreichen Adhaesionsresten an der Oberfläche. Fimbrientrichter mit üppigen Schleimhautfalten sind frei. Durchblasung: 220 mm Hg. Uterus bläht sich auf das $1^1/_2$fache seiner Größe auf. In die Eileiter tritt kein Gas ein. An der linken Eileiterecke des Uterus tritt eine kleine Vorwölbung vor, die sich elastisch anfühlt und in deren Bereich das Gewebe deutlich anaemisch wird. Spaltung der Muskulatur an dieser Stelle bis auf das Schleimhautrohr der Tube, das darauf wie ein weißer Wurm förmlich vorquillt. Im selben Augenblick Ausströmen von Gas aus dem ampullären Ende des Eileiters, nachdem dieser sich vorübergehend erweitert hat, und Absinken des Druckes auf 80 bis 90 mm Hg. Ohne äußeren Anlaß kommt es bei der durch längere Zeit fortgesetzten Blasung vorübergehend zu neuem Druckanstieg, worauf der Weg von selbst wieder frei wird. Der geringste Druck auf das freiliegende Schleimhautrohr hebt die Durchgängigkeit sofort wieder auf, so daß nur die Blutung mit zarten Nähten gestillt, aber jeder Versuch unterlassen wird, die Wundränder über dem Tubenkanal zu vereinigen. Inzwischen hat sich an der rechten Tuben-

ecke ebenfalls eine kleine Vorwölbung gebildet. Hier wird versuchsweise bis in das Tubenlumen eingeschnitten, worauf sofort Gas ausströmt. Wegen Unübersichtlichkeit und Blutung muß auf die Anlegung eines Stoma an dieser Stelle verzichtet und zugenäht werden. Heilung. Bei Durchblasungen, 8 und 10 Tage nach der Operation, geht kein Gas durch. Moorpackungen.

11. B. B., 36 Jahre (Ster. Fall 135), nie schwanger gewesen, 3 Jahre steril verheiratet. Befund: Uterus anteflektiert, sinistroponiert, linke Adnexe verdickt, fixiert. Die rechte Adnexe anscheinend frei. 8. 2. 1923. Rubin: 200 mm Hg. Kein Schulterschmerz, Auskultation negativ. 26. 2. 1923. Operation (Graff) in Lumbalanaesthesie: alte, zarte Verwachsungen, zwischen Darmschlingen, Uterus und Douglasperitoneum. Beide Eileiter verschlossen, bleistiftdick, weich, etwas eingerollt. Durchblasung: Uterus bläht sich stark auf, in die Eileiter dringt kein Gas. Versuchsweise Darstellung des intramuralen Teiles des rechten Eileiters erfolglos, da er hier verödet zu sein scheint. Unter fortgesetzten Durchblasungsversuchen wird am ampullären Ende des linken Eileiters der bisher auch ganz regungslos dalag, eine winzige Lücke frei, aus der etwas Gas kommt. Spaltung von der Öffnung aus auf $^1/_2$ cm und annähen der auswärts geschlagenen Ränder. Ruhiges Durchströmen bei 150 mm Hg, wobei gelegentlich der Druck auf 180 mm Hg steigt. Da Anheben des Uterus die Durchgängigkeit zu bessern scheint, Doleris. Durchblasung: 2. 3. Tube frei; 5. 3. verschlossen; 7. 3. verschlossen; 19. 3. Spur durchgängig; 20. 3. bei 170 mm Hg durchgängig; 21. 3. verschlossen; 22. 3. gut durchgängig bei 100 mm Hg; 23. 3. durchgängig. Mitte April: verschlossen. 15. 12. 1924 180 mm Hg, Absinken auf 80 mm, Schulterschmerz rechts. Bisher nicht schwanger geworden.

12. M. P., 28 Jahre (Ster. Fall 134), Frühgeburt vor 10 Jahren. Vor 4 Jahren luetische Infektion, durch Salvarsan geheilt. Seit 5 Jahren trotz Gelegenheit zur Konzeption steril geblieben. Seit einigen Monaten wegen Eierstockentzündung in ambulatorischer Behandlung. Befund: Uterus anteflektiert, weniger beweglich. Rechte Adnexe nicht sicher zu tasten; linke Adnexe fixiert. Sperma: nach $2^1/_2$ Stunden bewegliche Spermatozoen. Rubin: 200 mm Hg, Auskultation negativ, kein Schulterschmerz. 15. 3. 1923. Operation (Graff) in Lumbalanaesthesie: linke Tube und Ovar von einem Konglomerat von Pseudocysten bedeckt. Rechte Tube frei. Bei der Durchblasung füllen sich alle Pseudocysten prall mit Gas, desgleichen die linke Tube, während die rechte regungslos bleibt. Spaltung des linken Eileiters. Umsäumung der umgelegten Schnittränder; da man den Eindruck hat, daß sich beim Anheben des Uterus die Durchgängigkeit bessert, Doleris. Heilung. Durchblasungen: 17. 3. bei 50 bis 60 mm Hg durchgängig. 19. 3. durchgängig, desgleichen am 20. und 21. 3. 1923, 15. 10. 1924. Rubin: 200 mm Hg. Auskultation negativ, kein Schulterschmerz. Heißluft, Diathermie.

13. F. Szc., 27 Jahre (Ster. Fall 274), vor einem Jahre Appendektomie. Vor 3 Jahren Abortus artificialis, vor 2 Jahren Salpingo-Oophoritis gonorrhoica. Befund: Muldendamm. Uterus schlank, relativ klein. Rechter Ovar größer, linker nicht zu tasten. Rubin: 190 mm Hg, Auskultation negativ. Kein Schulterschmerz. 31. 5. 1923. Operation (Graff) in Lumbalanaesthesie, die durch 15 cm³ Billrothmischung ergänzt werden muß. Massenhafte, zarte Verwachsungen. Beide Eileiter verschlossen, in kleinfingerdicke Säckchen umgewandelt. Beim Durchblasen füllt und steift sich zunächst der linke Eileiter, der teils stumpf, teils scharf eröffnet wird, wobei sich klare Flüssigkeit und Gas entleeren. Umsäumung der Öffnung. Da unter dem Einfluß der immerwährenden Durchblasung nun auch der rechte Eileitersack sich auf-

bläht, Salpingostomie auf dieser Seite, wobei sich trüber Inhalt entleert. Heilung. Bis zur Entlassung am 14. Tag Durchgängigkeit bei 50 bis 70 mm Hg. Nach einem Jahre Eileiter verschlossen.

14. A. R., 32 Jahre (Ster. Fall 68), normale Geburt vor 11 Jahren, jetzt 6 Jahre steril verheiratet. Befund: Uterus anteflektiert, normal groß, etwas weniger beweglich. Adnexe beiderseits etwas verdickt, nicht ganz frei beweglich. Sperma: Reichlich bewegliche Spermatozoen. Rubin: 200 mm Hg, Auskultation negativ, kein Schulterschmerz. Bei Wiederholung gleich. 21. 7. 1923. Operation (Graff) in Lumbalanaesthesie, die nur 60 Minuten wirkt; dann etwas Äther. Uterus retrovertiert, Eileiter durch Adhaesionen verzogen, Fimbrienenden scheinen frei. Durchblasung: Tuben bis 220 mm Hg teilnahmslos. Erst bei 250 mm Hg blähen sie sich, worauf langsam Gas ausströmt, und der Druck auf 200 mm Hg sinkt. Nach Stomatomie an der stärkst aufgetriebenen Stelle des linken Eileiters keine Besserung der Durchgängigkeit, wohl aber bei Anheben des Uterus, weshalb nach Umsäumen des Stoma der Uterus nach Doleris fixiert wird. Gas strömt jetzt bei 160 mm Hg ein. Bauchdeckeneiterung, weshalb die Durchblasung nach der Operation unterbleibt. Nachuntersuchung 2 Jahre später. Rubin: 85 mm Hg. Auskultation positiv. Bisher nicht schwanger.

15. A. Str., 31 Jahre (Ster. Fall 226), 4 Jahre steril verheiratet, Menarche mit 13 Jahren. Menses stark, unregelmäßig, immer mit Kreuzschmerzen und Krämpfen, Erbrechen und Obstipation. Sperma: Nach einer halben Stunde zahlreiche gut ausgebildete Spermatozoen, nur wenige beweglich. Befund: Muldendamm, große Labien fettarm. Uterus in Retroversioflexio, nicht ganz frei beweglich, scheint rechts hinten zu hängen. Mit großer Mühe gelingt schließlich die Aufrichtung. Uterus größer, plump, nicht ganz eben (Myom?), Adnexe nicht zu tasten. 23. 11. 1923. Rubin: 160 mm Hg, dann Absinken des Druckes unter Rückströmen. Auskultatorisch glaubt man rechts etwas Gas einströmen zu hören, doch fällt das Geräusch zeitlich mit dem Rückströmen zusammen. Kein Schulterschmerz, so daß Unwegsamkeit der Eileiter angenommen wird. 27. 9. 1923. Operation (Graff) in Lumbalanaesthesie, plumper, schwerer Uterus in Retroversion. Die Eileiter nicht verändert, hängen herab, ihr ampulläres Ende wird durch den Uterus an die hintere Beckenwand gedrückt. Beim Durchblasen rühren sich die Tuben nicht; der Druck steigt rasch auf 180 mm Hg. Im Augenblick, wo der Uterus an den Ligamentum rotundis nach vorne gezogen wird, strömt beiderseits, links besser als rechts, Gas aus dem Fimbrientrichter, indes der Druck auf 60 mm Hg absinkt. Ventrale Ligamentfixation. Heilung 10. 12. 1923. Rubin: Ruhiges Einströmen bei 60 mm Hg, Auskultation beiderseits positiv, Schulterschmerz. 5 Monate nach der Operation Konzeption, im Februar 1925 Geburt eines lebenden Knaben am normalen Ende der Schwangerschaft.

16. P. H., 32 Jahre (Ster. Fall 409), vor 13 Jahren wahrscheinlich gonorrhoische Oophoritis. Jetzt 3 Jahre steril verheiratet. Bei der Kohabitation aber auch sonst gelegentlich Schmerzen in der rechten Bauchseite. Befund: Uterus anteflektiert, sinistroponiert. Adnexe beiderseits nicht ganz frei beweglich, aber nicht schmerzhaft. Rubin: 180 mm Hg. Auskultation links negativ, rechts schwach positiv. 10. 8. 1925. Operation (Graff) auf Wunsch in Allgemeinnarkose: Beide Adnexe von Verwachsungen umsponnen. Beim Durchblasen blähen sich beide Eileiter auf. Der linke ist verschlossen, aus dem rechten entleeren sich spärliche Gasblasen bei 180 mm Hg. Nach Lösung einiger Verwachsungen, die den rechten Eileiter abknicken, strömt das Gas bei 60 mm Hg ruhig und gleichmäßig aus. Ent-

fernung der ebenfalls durch zarte Verwachsungen fixierten Appendix. Spaltung des linken Eileiters am ampullären Ende und Herausnähen der Schnittränder. Heilung. Nachbehandlung mit Schlammbädern.

17. M. K., 26 Jahre (Ster. Fall 284), Frühgeburt von 7 Monaten vor 8 Jahren; vor 5 und 3 Jahren je ein spontaner Abortus ohne Fieber. Seit 3 Jahren nicht mehr schwanger. Seit $1^1/_2$ Jahren wegen Eierstockentzündung in Behandlung, ohne Besserung der seit dieser Zeit bestehenden Kreuzschmerzen. Befund: Uterus in Retroversion, nicht ganz frei beweglich. Bewegungsversuche schmerzhaft. Adnexgegend beiderseits druckempfindlich. Rubin: 200 mm Hg. Auskultation negativ. 18. 8. 1925. Operation (Graff) in Lumbalanaesthesie. Eileiter beiderseits verschlossen, massenhaft ödematöse, perimetritische Verwachsungen. Rechts daumendicker, links bleistiftdicker Hydrosalpinx. Nach stumpfer und scharfer Durchtrennung vieler Adhaesionen bekommt die rechte Hydrosalpinx ein kleines Loch, aus dem sich Flüssigkeit und Gas entleeren. Spaltung des Sackes, der von verhältnismäßig unveränderter Schleimhaut ausgekleidet ist. Die Sackwand wird um etwa $^2/_3$ der Oberfläche des Eierstockes herumgelegt und in dieser Lage befestigt. Fixation des Uterus nach Gilliam-Doleris.

18. M. H., 27 Jahre (Ster. Fall 70), Menarche mit $13^1/_2$ Jahren. Menses bis zum 18. Lebensjahre nur alle 2 bis 3 Monate, äußerst spärlich, seitdem regelmäßig, immer mit starken Krämpfen und Schmerzen in der Nabelgegend. Seit 8 Jahren steril verheiratet. Beim Coitus heftige Schmerzen, oft danach Blutungen. Seit dem ersten Verkehr die vorher 4 wöchige spärliche Blutung in 3 wöchentlichem Intervall, 8 bis 10 Tage dauernd, sehr stark. 1920 Behandlung angeblich wegen Parametritis und Salpingo-Oophoritis. 24. 6. 1922. Befund: Uterus klein, in Retroversio, aufrichtbar. Rechte Adnexe schmerzhaft. Rubin: Bis 120 mm Hg. Rückströmen. Kein Schulterschmerz. Heißluftbehandlung, Diathermie. Die Schmerzen bei der Kohabitation angeblich seit der Durchblasung geringer. 29. 5. 1923. Rubin: Bis 200 mm Hg, Auskultation negativ. Mit Rücksicht auf Schulterschmerz nach der Durchblasung wird trotzdem eine, wenn auch geringe Durchgängigkeit angenommen, aber mit Rücksicht auf den negativen Spermabefund nichts unternommen. 24. 11. 1924. Seit Monaten wieder quälende Schmerzen bei der Kohabitation, die zusammen mit der Kinderlosigkeit 2 mal zu Selbstmordversuchen geführt haben. Genitalbefund: Uterus in Retroversion, anteflektiert, etwas größer, als bei der ersten Untersuchung, hängt rechts. Diathermie, Belastung, die vorübergehend die Beschwerden vermindern. 2. 7. 1925. Wieder starke Schmerzen, die Menstruation profus und langedauernde, allgemeine Depression: Thyreosantabletten, Corpusluteuminjektionen, Diathermie. 17. 8. 1925. Da die Schmerzen bei der Kohabitation unverändert sind, und jetzt auch in der Zwischenzeit anfallsweise starke Schmerzen aufgetreten sind, verlangt Patientin um jeden Preis operiert zu werden, mit der Bitte, irgend etwas zur Behebung der Schmerzen und der Sterilität zu unternehmen. Befund: Uterus klein, anteflektiert, nach rückwärts und links verzogen. Jeder Versuch, die Portio über die Mittellinie nach rechts zu drängen oder emporzuheben, löst heftige Schmerzen aus. Dabei fühlt man deutlich eine Verkürzung und Verdickung des linken Sacrouterinligamentes und des linken Parametriums. Adnexe nicht deutlich zu tasten. Adnexgegend nicht schmerzhaft. 19. 8. 1925. Operation (Graff) in Allgemeinnarkose: Die Durchblasung, die bei der Aufnahme der Patientin wieder einen Druck von 200 mm Hg und negatives Auskultationsphänomen ergeben hatte, wird an der schon narkotisierten Patientin wiederholt, wobei

sich beide Tuben bei 60 mm Hg als glatt durchgängig erweisen. Der Uterus zeigt einzelne zarte Adhaesionsstränge, die seine Beweglichkeit in keiner Weise einschränken konnten. Die Eierstöcke liegen sehr hoch an der hinteren Beckenwand, in der Höhe der Linea innominata, sind längsgestellt, desgleichen die Eileiter, die vollkommen normal aussehen, keine Spur von Verwachsungen zeigen und bei 60 mm Hg das Gas durchlassen. Uterus vollkommen frei beweglich. Das linke Parametrium sowie das linke Sacrouterinligament, das vor der Operation eine starke Verkürzung und Verdickung gezeigt hatte, ist vollkommen weich und zart. Fixation nach Gilliam-Doleris. Heilung.

19. M. M., 31 Jahre (Ster. Fall 248), Geburt vor 14 Jahren, Querlage, Kind unter der Geburt gestorben. Wochenbett fieberlos. Vor 10 Jahren beiderseitige Eierstockentzündung, seither wiederholt konservativ behandelt. Befund: Uterus in Retroversioflexio, nicht ganz aufrichtbar, links daumendicke Hydrosalpinx, etwas druckschmerzhaft. Sperma: Massenhaft bewegliche Spermatozoen; 15. 2. 1924 nach mehrmonatiger Behandlung mit Moorpackungen. Rubin: bis 200 mm Hg. Auskultation negativ. Kein Schulterschmerz. Die Wiederholungen der Durchblasung am 8. 5. und 25. 9. 1924, am 8. 7., 9. 10., 25. 11. 1925 sowie bei der Aufnahme führen trotz unentwegter Behandlung mit Moorpackungen, Moorsitzbädern und Diathermie immer zu demselben Ergebnis. 28. 1. 1926. Operation (Graff) in allgemeiner Narkose mit Dichloren: Netzverwachsungen. Beide Eileiter verschlossen, in Hydrosalpinxsäcke mit wasserklarem Inhalt umgewandelt. Linker Ovar cystisch verändert verwachsen. Rechter Ovar frei von Verwachsungen, enthält ein taubeneigroßes Corpus rubrum. Bei der Blasung dringt keine Luft in die Eileiter. Verkleinerung des rechten Eierstockes durch Excision des blutgefüllten Follikels. Spaltung der rechten Hydrosalpinx. Zarte Sondierung ergibt, daß der uterine, nicht erweiterte Teil der Tube bis an den Uterus durchgängig ist. Der eröffnete Sack, dessen Schleimhaut gut aussieht, wird über das Ovar gestülpt und durch feinste Seidennähte fixiert. Spaltung der Uteruswand und Hineinziehen des $1/_2$ cm weit gespaltenen, uterinen Endes des Eileiters in die Gebärmutterhöhle. Naht des Schnittes unter Mitfassen des Eileiters. Extirpation der linken Tube unter teilweiser Mitnahme des Eierstockes. Heilung. Nachbehandlung mit Heißluft und Diathermie.

Die Durchblasung hat sich ebenso, wie in den 14 Vergleichsfällen auch bei diesen 19 wegen Kinderlosigkeit vorgenommenen Bauchschnitten glänzend bewährt. In allen Fällen hat sich die vor der Operation auf Verschluß oder Durchgängigkeit der Eileiter gestellte Diagnose bei der während des Bauchschnittes wiederholten Durchblasung als richtig erwiesen. Es sind somit dies 33 eigene Beobachtungen, die mit den 10 Fällen von Novak, den 37 Fällen von Mandelstamm, und den 22 Fällen von v. Scheller mit nur 2 nicht aufgeklärten Fehlergebnissen die stattliche Zahl von 102 Fällen, mit 98% richtigen Ergebnissen. Auf Grund dieser Zahl ist die Behauptung wohl berechtigt, daß uns die Durchblasung in die Lage versetzt, verläßliche Angaben über die Wegsamkeit der Eileiter zu machen. Selbstverständlich muß man das Verfahren beherrschen, was mit gutem Willen von jedem leicht zu erreichen ist. Fehlannahmen werden bei den ersten Durchblasungsversuchen, so wie bei der Erlernung jedes neuen Untersuchungsverfahrens immer wieder vorkommen; es geht natürlich nicht an, daraus den Schluß zu ziehen, daß das Verfahren wertlos wäre. Im übrigen werden sich solche Fehlschläge bei Berücksichtigung der in dieser Arbeit niedergelegten Erfahrungen auf ein Mindestmaß zurückführen lassen; eine Erwartung, die mit für die ausführlichere Darstellung der Technik des Verfahrens maßgebend war.

Bei einigen Fällen sind die Eileiter allerdings während der unter Leitung des Auges länger fortgesetzten Durchblasung, bei der auch mit dem Druck höher gegangen werden durfte, dann doch noch durchgängig geworden. Es sind dies die Sterilitätsfälle 17 (1[1]), 92 (8), 135 (11), 274 (13), 68 (14) und 226 (15). Ich führe dies besonders an, weil möglicherweise eingewendet werden könnte, daß demnach in diesen Fällen die Durchblasungsdiagnose falsch war. Dieser Einwand ist nicht berechtigt. In allen diesen Fällen erwiesen sich die Eileiter bei der ersten Durchblasung nach Eröffnung der Bauchhöhle als ebenso undurchgängig, wie vor dem Eingriff. Erst die nur unter Leitung des Auges erlaubte Steigerung des Druckes und Wiederholung der Blasung haben schließlich zu einer, meist allerdings dürftigen Durchgängigkeit geführt. Zudem ist dabei vielfach die Lage der Gebärmutter verändert, sind die Adnexe zur besseren Sichtbarmachung oft unter Lösung von Verwachsungen aus ihrer ursprünglichen Lage herausgehoben worden, alles Dinge, die die Bedingungen für die Durchgängigkeit wesentlich anders gestalten, so daß dieses nachträgliche Durchgängigwerden auf keinen Fall gegen die Richtigkeit der vor der Operation auf Verschluß gestellten Diagnose ins Feld geführt werden kann. Ich möchte im Gegenteil ganz besonders auf drei Fälle hinweisen, die gezeigt haben, welch hohen Grad von Verläßlichkeit die Durchblasung besitzt: Da ist Fall 226 (15), bei dem die Eileiter als undurchgängig bezeichnet worden waren. Die Operation hat eine plumpe, retrovertierte Gebärmutter ergeben, die sichtlich auf die in den Douglas herabhängenden Eileiter gedrückt hat. Auch bei offenem Bauch ist zunächst, bevor irgend etwas berührt worden war, kein Gas durch die Eileiter abgegangen. Erst als die Gebärmutter nach vorne gezogen worden war, ist Sauerstoff durch die Eileiter abgeströmt. Im Falle 409 (16) war vor der Operation eine sehr geringe Durchgängigkeit der rechten Tube bei hohem Druck angenommen worden. Die Blasung nach dem Bauchschnitte hatte genau dasselbe Ergebnis und hat als Ursache eine Abknickung der Pars Isthmica durch Verwachsungen gezeigt, nach deren Lösung der Weg frei war. Im Fall 70 (18) endlich war trotz eines Manometerdruckes von 200 mm Hg und negativen Auskultationsbefundes lediglich auf Grund des Phrenicussymptoms eine, wenn auch geringe Durchgängigkeit angenommen worden, die bei der Operation bestätigt werden konnte.

Abgesehen von der Möglichkeit, die gestellten Annahmen nachzuprüfen, verdanken wir den 33 Laparotomien wertvolle Aufschlüsse über den Sitz und die Art des Eileiterverschlusses. Der Verschluß kann

---

[1]) Die eingeklammerte Ziffer ist die laufende Nummer der 19 Krankheitsgeschichten.

an jeder Stelle im Verlaufe des Eileiters, am abdominalen Ende, im isthmischen oder interstitiellen Teil erfolgen. Für die Beurteilung dieser Frage kommen natürlich nur die vollkommen oder fast vollkommen verschlossenen Eileiter in Betracht, in unserem Material insgesamt 52. 22 Eileiter waren im interstitiellen Teil undurchgängig, das heißt, es ist überhaupt kein Gas in die Pars isthmica gedrungen. Hieher gehören 4 Eileiter von myomatösen Gebärmüttern, ein durch eine kleine Ovarialcyste in die Länge gezogener Eileiter und die Eileiter des Falles 70 (18), in denen der Verschluß vielleicht (?) durch Spasmus bedingt war. In den übrigen 15 Fällen handelt es sich um entzündliche Veränderungen. Makroskopisch boten dabei 7 Eileiter ein vollkommen normales Aussehen, so daß man sie ohne Durchblasung für frei hätte halten müssen. Im Isthmus oder isthmisch und interstitiell verschlossen waren 8 Eileiter. Am ampullären Ende war der Verschluß 22mal gesessen, interstitiell und ampullär gleichzeitig waren 6 Eileiter undurchgängig.

Der Verschluß im isthmischen Teil allein oder zugleich mit interstitieller Unwegsamkeit ist somit verhältnismäßig selten. Die Verschlüsse sitzen in der überwiegenden Mehrzahl der Fälle zu gleichen Teilen im uterinen Anteil oder am ampullären Ende. Es ist sicher kein Zufall, daß Mandelstamm zu fast demselben Verhältnis kommt: Verschluß interstitiell 13, isthmisch 5 und ampullär 13 mal.

Was die Art des Verschlusses betrifft, so handelt es sich bei ampullärem Sitz immer um entzündliche Verklebung des Bauchfellüberzuges, während bei der interstitiellen Unwegsamkeit die entzündliche Verdickung der Schleimhaut auch ohne wirkliche Verödung genügen dürfte, den Durchtritt des Gases und wahrscheinlich auch der Spermatozoen zu verhindern. Jedenfalls ist bisher keine einzige unserer Frauen schwanger geworden, deren Eileiter für Gas undurchgängig waren.

Es ist ein einziger derartiger Fall bekannt geworden, den Mandelstamm beschrieben hat. Es handelte sich um eine Frau, bei der die 3mal zu verschiedenen Zeiten vorgenommene Durchblasung stets negativ gewesen war. Bei der Salpingographie hatte sich der linke Eileiter bis zum abdominalen Ende als durchgängig, der rechte am uterinen Ende als verschlossen erwiesen. Nach 6 Monaten wurde die Frau schwanger. Mandelstamm glaubt diesen Fall nur so erklären zu können, daß entweder der Verschluß des rechten Eileiters durch einen Tubeneckenpolypen vorgetäuscht worden oder der offene Trichter des linken Eileiters mit der Oberfläche des Eierstockes verwachsen war und zufälligerweise gerade an dieser Stelle ein Follikel heranreifte, barst und das Ei in den Eileiter entleerte, sich also das abspielte, was wir mit dem Einnähen des Eierstockes in einen gespaltenen Hydrosalpinx beabsichtigen. Diese Vorstellung ist durchaus annehmbar. Endlich könnte man meines Erachtens aber auch die Möglichkeit in Erwägung ziehen, daß der bei den verschiedenen Untersuchungen verschlossen gewesene Eileiter eben im Laufe dieses halben Jahres durchgängig geworden ist, wenn schon ein solches Ereignis wenigstens nach meiner Erfahrung ziemlich selten sein dürfte.

Dafür, daß zum Verschluß des interstitiellen Tubenteiles eine Verödung des Schleimhautrohres nicht unbedingt notwendig ist, spricht einmal die Undurchgängigkeit bei myomatöser Gebärmutter, wo es sich nur um einen Verschluß durch Druck von außen handelt, sowie die Tatsache, daß z. B. Frommolt in undurchgängigen Fällen wohl eine Peri- und Endosalpingitis feststellen, aber trotz Stufenschnittuntersuchungen nie eine wirklich lichtungslose Stelle auffinden konnte. Ob der von Hermstein und Neustadt in 54% der von ihnen untersuchten 15 Fälle festgestellte, unregelmäßig gewundene Verlauf des interstitiellen Tubenteiles als solcher geeignet ist, im Sinne eines Ventilverschlusses eine Unwegsamkeit vorzutäuschen, liegt wohl im Bereich der Möglichkeit, erscheint mir indes nicht sehr wahrscheinlich. Wenn dem so wäre, müßte man doch bei der Häufigkeit dieses anatomischen Befundes erwarten, daß es wenigstens das eine oder andere Mal trotz des vorgetäuschten Verschlusses zu einer Schwangerschaft gekommen wäre, was tatsächlich nie der Fall war. Des weiteren hätte man erwarten müssen, in Fällen mit nachgewiesenen, entzündlichen Veränderungen der Eileiter, diese weit häufiger im interstitiellen Anteil verschlossen zu finden. Auch dies trifft nicht zu. Immerhin ist zuzugeben, daß bei bestehender Endosalpingitis eine gewunden verlaufende Tube leichter undurchgängig werden kann. Der Hauptwert der Feststellungen von Hermstein und Neustadt liegt meines Erachtens darin, daß sie ein für allemal die Unmöglichkeit beweisen, durch eine Sondierung vom ampullären Ende des Eileiters aus Aufschlüsse über dessen Durchgängigkeit zu erhalten.

Eine besondere Form der Unwegsamkeit stellen die Fälle dar, in denen der Verschluß nicht auf das ampulläre Ende oder den interstitiellen Teil beschränkt ist, sondern der Eileiter in seiner ganzen Länge hochgradig verengt ist und das Gas nur unter einem Druck durchströmt, wie im Falle 68 (14), der den bei der diagnostischen Durchblasung zulässigen weit übersteigt.

Einen von dem Verwachsungsverschluß am ampullären Ende, dem Verschwellungsverschluß im intramuralen Teil der Tube abweichenden Mechanismus zeigen die Verschlüsse in der pars isthmica. Dieser war unter 4 Fällen nur einmal durch eine endosalpingitische Verklebung nahe dem uterinen Ende der Tube bedingt, die bei einem Sondierungsversuch gelöst worden ist. In den drei anderen Fällen hat es sich um Abknickungen des Eileiters durch perisalpingitische Verwachsungen gehandelt, nach deren Lösung der Weg frei war, ähnlich wie in einem von Krebs mitgeteilten Fall, in dem die Verwachsungen von einer Entzündung des Wurmfortsatzes herrührten. Ein Ventilverschluß durch Polypen der Gebärmutterschleimhaut, wie ihn Frommolt in einem Fall beschreibt, nachdem Novak als erster auf diese Möglichkeit hingewiesen hatte, dürfte wohl zu den größten Seltenheiten gehören.

Außer diesen ohne weiters verständlichen und allgemein bekannten Arten des Verschlusses verdienen 2 Fälle eine eingehendere Besprechung. In dem ersten Falle — 226 (15) — handelt es sich um eine sehr ausgesprochene Retroversion einer großen plumpen Gebärmutter, die auf die etwas in den Douglas herabhängenden Eileiter zu drücken schien, so daß dieselben vor und während des ersten Durchblasungsversuches bei offenem Bauch kein Gas hindurchgelassen haben. Im selben Augenblick, als die Gebärmutter durch Anheben an den runden Mutterbändern nach vorne gebracht worden war, ist das Gas frei durch die äußerlich unveränderten Eileiter geströmt. Ob lediglich der Druck der Gebärmutter auf die Eileiter die Ursache der Unwegsamkeit war, oder ob durch das Anheben derselben eine Knickung im Verlauf der Eileiter aufgehoben worden war, ist schwer zu sagen. Immerhin liegt es nahe, an einen ursächlichen Zusammenhang zu denken, da die bis dahin 4 Jahre kinderlos verheiratete Frau 5 Monate nach der Ligamentfixation schwanger worden ist. Zu dem haben wir auch in anderen Fällen gelegentlich gesehen, daß das Gas beim Anheben der Gebärmutter leichter und freier durchströmt, weshalb wir wiederholt außer der Eröffnung der verschlossenen Eileiter die Gebärmutter an die vordere Bauchwand fixiert haben. Der Fall hat deshalb grundsätzliche Bedeutung, weil der Rückwärtslagerung der Gebärmutter mit oder ohne Knickung von jeher als Sterilitätsursache eine gewisse Bedeutung zugeschrieben worden ist. Jeder beschäftigte Frauenarzt kennt Fälle, in denen es gelungen ist, durch die einfache Aufrichtung einer retroflektierten Gebärmutter eine Schwangerschaft zu erzielen, so daß auch wir, trotz unseres sonst gänzlich ablehnenden Standpunktes in der Frage der operativen Behandlung beweglicher Retroflexionen die Sterilität ausnahmsweise als Anzeige für einen solchen Eingriff gelten lassen. Man hat dabei bisher hauptsächlich den raschen Samenabfluß infolge Aufhebung des hinteren Scheidengewölbes und den weniger innigen Kontakt der Samenflüssigkeit mit dem äußeren Muttermund als Ursache der Sterilität angesehen. Vielleicht sind diese und ähnliche Beobachtungen geeignet, unsere Vorstellung über die Erschwerung der Empfängnis bei Retroflexio uteri zu vertiefen. Jedenfalls wird man bei der Durchblasung solcher Fälle gut daran tun, im Falle einer Undurchgängigkeit die Gebärmutter aufzurichten und dann nochmals durchzublasen (Rubin, Stiaßny).

Nicht weniger bedeutungsvoll ist der zweite Fall — 70 (18) — in dem es sich um eine zarte, schwächliche, sehr leicht erregbare Frau mit dysmenorrhoischen Beschwerden, unregelmäßigen Blutungen und Schmerzen beim Verkehr gehandelt hat, die trotz vorübergehender Besserungen die Frau zweimal zum Selbstmordversuch getrieben hatten. Dazu der lebhafte, seit acht Jahren unerfüllte Wunsch nach einem Kind. Die Untersuchung hat außer einer geringen Perimetritis eine äußerst schmerzhafte Verkürzung und Verdickung des linken Sacrouterinligamentes ergeben. Bei der Durchblasung war der Druck auf 200 mm Hg gestiegen, so daß man einen Verschluß der Eileiter hätte annehmen müssen, wenn nicht danach deutlich Schulterschmerzen aufgetreten wären. Die Operation, zu der wir uns vor allem auf das Drängen der Kranken entschlossen hatten, gab eine ganz unerwartete und überraschende Erklärung für die jahrelangen Beschwerden: zunächst erwiesen sich die Eileiter bei der erneuten Durchblasung als frei durchgängig. Die Gebärmutter war, von ganz geringen zarten Verwachsungen abgesehen, völlig in Ordnung, die Eileiter zart, mit freien Fimbrien. Das linke Sacrouterinligament war weich, nicht verkürzt. Bei der Entlassung der Kranken waren die Eileiter frei durchgängig, die Verkürzung des linken Sacrouterinligamentes war nicht mehr eingetreten, und die Gebärmutter ließ sich ohne die geringsten Schmerzen nach allen Richtungen verlagern.

Die ganzen Beschwerden der Kranken sowie die fast völlige Undurchgängigkeit der Eileiter können demnach wohl am besten als Folge spastischer Zustände aufgefaßt werden. Nach Rubin hat Kennedy als erster darauf hingewiesen, daß solche Spasmen zu Unfruchtbarkeit führen können. Meaker, der sich mit dieser Frage eingehender befaßt hat, meint, daß in Fällen von Unfruchtbarkeit, wo bei sonst negativem Genitalbefund die Eileiter bald verschlossen, bald durchgängig sind, namentlich bei Frauen mit Dysmenorrhoea spastica an diese Möglichkeit gedacht werden müsse. Er empfiehlt deshalb bei nervösen, zu spastischen Kontraktionen der glatten Muskulatur disponierten Frauen, wenn sich die Eileiter ohne tastbare Ursache als undurchgängig erweisen, vor einer neuerlichen Durchblasung auf Anregung von Macht durch 4 Stunden stündlich je 30 Tropfen einer 20%igen alkoholischen Lösung von Benzylbenzoat zu geben. Er berichtet über 5 Fälle, in denen es auf diese Weise gelungen war, den durch Spasmen bedingten Verschluß aufzuheben, und schlägt vor, solche Frauen auch vor der Kohabitation Benzylbenzoat nehmen zu lassen. Ich habe gleich, nachdem ich Kenntnis von der Arbeit erhalten habe, bei einer Anzahl von Frauen mit verschlossenen Eileitern, die an Krämpfen bei der Menstruation gelitten haben und bei denen die innere Untersuchung keine entzündliche Veränderungen erkennen ließ, die Durchblasung nach Vorbehandlung mit Benzylbenzoat wiederholt, ohne daß sich auch nur in einem einzigen der 11 Fälle etwas an dem Ergebnis der Durchblasung geändert hätte, was mich begreiflicherweise an der Verläßlichkeit der Beobachtungen von Meaker zweifeln ließ. Der eben geschilderte Fall zeigt nun, daß ein Verschluß doch anscheinend lediglich durch Krampfzustände der glatten Muskulatur verursacht werden kann. So bedeutungsvoll deren Vorhandensein in einem besonderen Fall auch sein mag und so sehr diese, wenn auch ganz vereinzelte Beobachtung für die Richtigkeit der Annahme von Kennedy und Meaker spricht, dürften derartige zeitweise Verschlüsse doch wohl ein recht seltenes Ereignis bilden, so daß es fraglich ist, ob ihnen praktisch als Sterilitätsursache größere Bedeutung beizumessen ist.

Ergebnisse der Durchblasungen

Im ganzen haben wir etwa 400 Frauen einer Eileiterdurchblasung unterzogen. Da hier nur jene Fälle besprochen werden sollen, in denen die Frauen lediglich wegen der Unfruchtbarkeit zu uns gekommen waren und bei denen die Untersuchung ohne Zwischenfall durchgeführt werden konnte, so fallen selbstverständlich die Fälle weg, bei denen die Durchblasung wegen Schmerzen, Enge des Muttermundes oder Unmöglichkeit einen luftdichten Verschluß zu erzielen, nicht ordnungsgemäß durchgeführt werden konnte, ferner die 14 Kontrollfälle und 7 Fälle, wo die Durchblasung gemacht worden war, um die zwischen Appendicitis und Adnexerkrankung schwankende Diagnose aufzuklären, so daß für die Frage der Sterilität im engeren Sinne nur 376 Fälle in Betracht kommen. (Siehe Tabelle 2.)

Wie aus der Zusammenstellung ersichtlich ist, handelt es sich fast um gleichviel primäre und sekundäre Sterilitäten. Während die Eileiter in 167 Fällen, das ist in 44%, für Gas durchgängig waren, hat die Durchblasung in 209, das ist in 56% aller Fälle, einen Eileiterverschluß als Sterilitätsursache ergeben. Diese Zahlen allein genügen, jeden Zweifel an der diagnostischen Bedeutung der Durchblasung zu beseitigen. Die Fälle mit undurchgängigen Eileitern sind in 2 Gruppen geteilt: die schlechtweg undurchgängigen und jene, welche dem anfänglichen hohen Anstieg des Hg-Druckes und dem negativen Ausfall der Auskultation zunächst als verschlossen angesprochen werden mußten, aber noch während der Untersuchung, nach Operation (1 Fall), oder im Verlaufe der konservativen Behandlung (11 Fälle) durchgängig geworden sind, was sich durch plötzliches Absinken des Druckes, hörbares Ausströmen von Gas oder nach der Untersuchung auftretenden Schulterschmerz unzweideutig hatte erkennen lassen. Dieser Gruppe gehören 43 Fälle an, von denen noch die Rede sein wird.

Was nun die beiden für die Unfruchtbarkeit wichtigsten Ursachen — die Genitalhypoplasie und die Entzündung — betrifft, wird deren Bedeutung durch die Zusammenstellung wieder eindringlichst vor Augen geführt. Unter den primären Sterilitäten, bei denen ja in erster Linie die Hypoplasie eine Rolle spielt, waren nicht weniger als 82 Fälle mit Zeichen von Hypoplasie vorhanden, somit 42% aller primär sterilen Frauen. 50mal hat es sich um reine Hypoplasie gehandelt, das heißt die innere Untersuchung hat außer der mangehaften Entwicklung des äußeren und inneren Genitales keine andere Ursache für die Unfruchtbarkeit erkennen lassen. Trotzdem waren die Eileiter bei 18 von diesen Fällen verschlossen. In 32 Fällen mußte man die nachweisbaren, entzündlichen Veränderungen in erster Linie für die Unfruchtbarkeit verantwortlich machen, während der gleichzeitig vorhandenen Hypoplasie mehr die Rolle eines Nebenbefundes zuzukommen schien. Dementsprechend ist in dieser Gruppe die Zahl der undurchgängigen Fälle mit 20, das ist 62%, wesentlich höher als bei den „reinen Hypoplasien", wo die Eileiter nur in 36% verschlossen waren. Faßt man alle primär sterilen Fälle mit „Zeichen von Hypoplasie" zusammen, so zeigt sich, daß ohne Rücksicht auf das Fehlen oder Vorhandensein entzündlicher Veränderungen bei 46%, also fast der Hälfte, die Eileiter verschlossen waren, eine Tatsache, die für die Richtigkeit der sich einem im Laufe der klinischen Beobachtungen immer wieder aufdrängenden Empfindung zu sprechen scheint, daß nicht nur das hypoplastische Einzelindividuum im Ganzen, sondern bei teilweise mangelhafter Entwicklung das von dieser Störung betroffene Organgebiet und das einzelne Organ unter Umständen sonst belanglosen

Tabelle 2

Gesamtzahl **376** davon	Primäre Sterilitäten: **194**				Sekundäre Sterilitäten: **182**			
	Gesamtzahl	davon mit normalem Genital-befund	mit entzünd-lichen Ver-änderungen (darunter mit Zeichen von Hypoplasie)	Reine Hypoplasie (Atrophie)	Gesamtzahl	davon mit normalem Genital-befund	mit entzünd-lichen Ver-änderungen (darunter mit Zeichen von Hypoplasie)	Reine Hypoplasie (Atrophie)
Durchgängig **167 =** 44%	84	28	24 (12)	32	83	40	37 (2)	6
Undurchgängig **166**	88	15	58 (13)	15	78	21	57 (5)	—
Durchgängig geworden **43**	22	4	15 (7)	3	21	8	13 (3)	—
mit Zeichen von Entzündung	97				107			

209 = 56%

204, davon verschlossen 143 = 70%

Schädigungen gegenüber weniger widerstandsfähig ist. So glaube ich, um nur ein Beispiel zu nennen, die Beobachtung gemacht zu haben, daß bei Hypoplasie der Gebärmutter die Gonorrhoe trotz der Enge des äußeren Muttermundes und Cervikalkanales viel folgenschwerer ist und häufiger durch die Eileiter in das kleine Becken aufsteigt, als bei Mehrgebärenden mit gespaltenem, weit klaffendem Muttermund, obwohl die Bedingungen für das Aufsteigen bei diesen Frauen anscheinend viel günstiger liegen.

Mit ein paar Worten muß ich auf die bei den sekundärsterilen Frauen angeführten 6 Fälle von reiner „Hypoplasie" und die 10 Fälle von Hypoplasie bei gleichzeitig vorhandener Entzündung eingehen. Es handelt sich dabei, soweit die Zeichen der Unterentwicklung nicht hauptsächlich auf das äußere Genitale beschränkt waren, begreiflicherweise nie um so schwere Grade, wie bei vielen der primärsterilen Frauen und außerdem sind hier auch, wie aus der Überschrift hervorgeht, die Fälle von sekundärer Atrophie, meist infolge von Hyperinvolution, mitgerechnet.

Was die Häufigkeit und Bedeutung entzündlicher Veränderungen für die Sterilität betrifft, namentlich soweit sie durch Undurchgängigkeit der Eileiter bedingt ist, hat die Untersuchung der 376 Fälle fast zu demselben Ergebnis geführt, zu dem ich seinerzeit auf Grund der ersten Reihe von 56 Fällen gekommen war. Die ungleich größere Häufigkeit entzündlicher Veränderungen unter den undurchgängigen Fällen ist in der Tabelle deutlich erkennbar und der Prozentsatz an verschlossenen Eileitern steigt bei alleiniger Berücksichtigung der Frauen mit nachweisbaren entzündlichen Veränderungen auf 70%. Die Zahl der Eileiterverschlüsse infolge von Entzündungen ist jedenfalls so groß, daß daneben andere mögliche Ursachen der Unwegsamkeit, wie Ventilverschluß durch Polypen oder infolge starker Schlängelung des interstitiellen Eileiterteiles, Lageveränderungen der Gebärmutter und spastische Zustände, praktisch kaum eine Rolle spielen. Dabei ist zu bedenken, daß gewiß auch noch bei einer großen Zahl der Fälle mit durchgängigen Eileitern chronisch entzündliche Veränderungen der Eileiter- und Gebärmutterschleimhaut, sowie Verwachsungen der Eierstöcke für das Ausbleiben der Empfängnis verantwortlich zu machen sind.

Selbstverständlich ist die Zahl der Fälle mit Eileiterverschluß sehr von der Auswahl des Materiales abhängig. So hat Marie von Scheller unter 87 Sterilitätsfällen nur 20mal einen beiderseitigen Eileiterverschluß gefunden, während Mandelstamm, der, wie er selbst sagt, vorwiegend „hartnäckige" Fälle untersucht hat, Kranke, die lange vergebliche Behandlungen durchgemacht hatten, unter 107 primär Sterilen nur in 31%, unter 150 sekundär Sterilen sogar nur in 20% die Eileiter durchgängig gefunden hat. Rongy und Rosenfeld fanden 42% Eileiterverschlüsse, Hirst und Mazer bei primärer Unfruchtbarkeit 43,7%, bei sekundärer 33,3%, während Bompiani und Borger sogar 58,3% Verschlüsse bei den primär Unfruchtbaren feststellen konnten. Angesichts der ungeheuren Bedeutung entzündlicher Veränderungen für das Zustandekommen der Unfruchtbarkeit, haben wir bei jeder Frau getrachtet, durch genaue Anamnesen und Sekretuntersuchungen womöglich die Aetiologie der jeweils durchgemachten Entzündung klarzustellen. Leider waren die Bemühungen, namentlich bei den primär sterilen Frauen, meist vergeblich. In einer unerwartet großen Zahl von Fällen fehlt, worauf auch A. J. Rongy besonders hinweist, überhaupt jede Angabe über früher durchgemachte Entzündungen. Wenn solche gemacht werden, so beschränken sie sich meist darauf, daß bald oder längere Zeit nach dem Einsetzen regelmäßigen Geschlechtsverkehres Ausfluß und Schmerzen oder eine Eierstockentzündung aufgetreten waren. Da die Sekretuntersuchung bei den gewöhnlich schon lange abgelaufenen Entzündungen — denn nur solche dürfen ja durchgeblasen werden — fast regelmäßig negativ war, ist beinahe selbstverständlich und man kann nur mit einer gewissen, wenn auch großen Wahrscheinlichkeit annehmen, daß in diesen Fällen Gonorrhoe zur Unfruchtbarkeit geführt hat.

Wenn die heute allgemein vertretene Anschauung richtig ist, daß im Wochenbett eine größere Neigung zum Aufwärtswandern einer vorhandenen Gonorrhoe besteht, so ist sie wohl auch für eine Anzahl der sekundären Sterilitäten verantwortlich zu machen, ohne daß wir in der Lage sind, dies zahlenmäßig festzustellen. Ganz abgesehen davon, welcher Art die Entzündungserreger im einzelnen Fall gewesen sein mögen, ist die gesonderte Betrachtung der in Tabelle 3 zusammengestellten Fälle mit sekundärer Sterilität außerordentlich lehrreich. (Siehe Tabelle 3.)

Zunächst muß ich, um nicht mißverstanden zu werden, bemerken, daß für die vorstehende Zusammenstellung lediglich die Frage maßgebend war, wie die letzte Schwangerschaft verlaufen war, ob es sich um eine Geburt zur richtigen Zeit, eine Frühgeburt oder eine Fehlgeburt gehandelt hat, im allgemeinen ohne Rücksicht darauf, wie viele Schwangerschaften vorausgegangen waren.

Daß eine Wochenbetterkrankung im Anschluß an diese letzte Schwangerschaft die Unfruchtbarkeit zur Folge gehabt hat, war wohl in einer großen Zahl der Fälle auf Grund der Anamnese anzunehmen, aber durchaus nicht immer erwiesen. Wenn man indes bedenkt, wie oft man gelegentlich von Operationen, die aus anderen Gründen gemacht wurden, bei sekundär sterilen Frauen entzündliche Veränderungen findet, die offensichtlich die Ursache der Sterilität waren, obwohl angeblich das letzte Wochenbett glatt verlaufen war, wird man damit rechnen müssen, daß tatsächlich auch in einer Reihe dieser Fälle eine Wochenbetterkrankung anzuschuldigen ist, in denen die Erhebungen im Stiche gelassen haben. Jedenfalls ist die Zahl der Frauen verschwindend klein, deren Angaben über längere Zeit nach der letzten Schwangerschaft aufgetretene frische Entzündungserscheinungen, wie Ausfluß, Schmerzen, Fieber u. dgl. so klar sind, daß man eine Wochenbettentzündung als Ursache der Unfruchtbarkeit ausschließen kann.

Tabelle 3. Sekundäre Sterilitäten: 182 Fälle

	Gesamtzahl	Ausgang der letzten Schwangerschaft				
		Geburt	Frühgeburt	Fehlgeburt	einzige Fehlgeburt	Tubaria
Durchgängig	83	23	2	17	37	4
		25 = 30,1 %		54 = 65,1 %		
Undurchgängig	78	22	4	15	35	2
					= 54 %	
Durchgängig geworden..	21	6	1	5	9	—
		33 = 33,3 %		64 = 64,6 %		
Gesamtzahl.....	182	58 = 32 %		118 = 65 %		6

Was an der Zusammenstellung sofort auffällt, ist das Überwiegen des Eileiterverschlusses bei den Fällen, in denen die letzte Schwangerschaft mit einer Fehlgeburt geendet hat, das ist in 65% im Verhältnis zu Geburt und Frühgeburt mit 32%.

Abgesehen davon, daß daraus von neuem hervorgeht, eine wieviel größere Gefährdung die vorzeitige Unterbrechung der Schwangerschaft bedeutet — die in den allermeisten Fällen eine gewaltsame gewesen sein dürfte — spricht der Umstand gleichzeitig dafür, daß in der überwiegenden Mehrzahl der Fälle von sekundärer Sterilität die Unfruchtbarkeit eben doch meistens auf eine Wochenbetterkrankung zurückzuführen sein dürfte, der die Frau in umso höherem Maße ausgesetzt ist, je früher die Schwangerschaft unterbrochen wird.

Mit Rücksicht darauf, daß in den letzten Jahren die Achtung vor dem keimenden Leben teils durch Lockerung der Moral, zum Teil durch mißverstandene Freiheitsbestrebungen in der Politik bedenklich gelitten hat, was begreiflicherweise auch auf die Mentalität der gegenwärtigen Ärztegeneration nicht ohne Einfluß geblieben ist, muß die Tatsache besonders hervorgehoben werden, daß in 54%, also mehr als der Hälfte aller sekundären Sterilitäten, und 25% des gesamten Sterilitätsmateriales die einzige Fehlgeburt, durch welche die erste Schwangerschaft absichtlich unterbrochen worden war, zur dauernden Vernichtung der Zeugungsfähigkeit geführt hat. Was das für eine Frau unter Umständen bedeutet, kann nur der ermessen, der erlebt hat, was für bittere Tränen und Ausbrüche verzweifelter Reue diese Eröffnung auszulösen imstande ist.

Es wäre nur zu wünschen, daß diese traurige Tatsache in weitesten Kreisen bekannt wird. Vielleicht würde sie doch so manche der jungen, gesunden, an der Schwelle des Lebens stehenden Mädchen und Frauen von leichsinnigen Schwangerschaftsunterbrechungen zurückhalten.

Nach diesen Ergebnissen der Eileiterdurchblasung muß ohne weiteres zugegeben werden, daß das Verfahren für die Diagnostik der Unfruchtbarkeit einen gewaltigen Fortschritt bedeutet. Daran wird auch durch die Tatsache nichts geändert, deren wir uns immer bewußt sein müssen, daß uns die Durchblasung die Erkenntnis zwar nur einer aber, wie aus dem Mitgeteilten hervorgeht, äußerst wichtigen Sterilitätsursache vermittelt.

Der durch das Verfahren Rubins bedingte Fortschritt ist an unseren Zahlen in dreierlei Hinsicht zum Ausdruck gekommen. Zunächst hat sich ergeben, daß die Durchblasung mehr leistet, als selbst die genaueste bimanuelle Untersuchung vermag. Es ist wiederholt, namentlich von Franz (Berlin), Keller und anderen behauptet und neben der Gefährlichkeit gegen die Durchblasung ins Feld geführt worden, daß man entzündliche Veränderungen bei entsprechend genauer Untersuchung immer erkennen könne. Da die Häufigkeit der nach Entzündungen eintretenden Eileiterverschlüsse bekannt sei, genüge diese Feststellung und es sei wie Thaler meint, in solchen Fällen besser, eine Laparotomie zu machen, als die Kranke der Gefahr einer Durchblasung auszusetzen.

Abgesehen davon, daß ich mich nicht zu diesem Standpunkt bekennen kann, hat die Sichtung unserer Fälle nach diesem Gesichtpunkt,
wie aus den folgenden Zusammenstellungen ersichtlich ist, gezeigt, wie
leicht und wie häufig man bei der bimanuellen Untersuchung über den
Zustand der Eileiter getäuscht werden kann, eine Tatsache, auf die schon
eine Reihe von Ärzten, wie Novak, A. Curtis, Brandt, Rongy,
G. G. Ward, Pierson und andere auf Grund ihrer Erfahrungen mit
der Durchblasung hingewiesen haben. Bompiani und Borger, die
darüber zahlenmäßige Angaben machen, fanden unter 21 Frauen mit
verschlossenen Eileitern nur 8, bei denen man dies schon auf Grund
der bimanuellen Untersuchung hätte vermuten können.

Tabelle 4. Undurchgängige Fälle

	Zahl der Undurchgängigen	Bei normalem Genitalbefund undurchgängig	%
Primäre Sterilitäten	88	15	17,0
Sekundäre Sterilitäten ..	78	21	26,9
Gesamtzahl......	166	36	21,6

Es war schon in Tabelle 2 aufgefallen, daß von den 50 Fällen „reiner
Hypoplasie" nicht weniger als 18 undurchgängig waren, obwohl man
bei der Untersuchung keinerlei entzündliche Veränderungen hat nachweisen können, so daß man ohne Zuhilfenahme der Durchblasung wahrscheinlich die mangelhafte Entwicklung des Genitales als solche für die
Unfruchtbarkeit verantwortlich gemacht hätte.

Die Zusammenstellung in Tabelle 4 zeigt, daß sich unter 166 undurchgängigen Fällen 36 Frauen (21,6%) befinden, bei denen die
bimanuelle Untersuchung nicht den geringsten Anhaltspunkt für eine
abgelaufene Entzündung ergeben hatte.

Auf der anderen Seite (Tabelle 5) waren in einer namhaften Zahl
von Fällen die Eileiter frei durchgängig, obwohl durch die Untersuchung
entzündliche Veränderungen an den Adnexen und im kleinen Becken
nachgewiesen worden waren, die die Annahme eines entzündlichen
Eileiterverschlusses ohne weiters gerechtfertigt hätten. In 36,5% aller
durchgängigen Fälle konnte somit diese falsche Annahme, lediglich
durch die Durchblasung, einwandfrei richtiggestellt werden.

Tabelle 5. Durchgängige Fälle

	Zahl der Durchgängigen	Trotz palpat. nachweisbarer Entzündung durchgängig	%
Primäre Sterilitäten	84	24	28,5
Sekundäre Sterilitäten..	83	37	44,5
Gesamtzahl	167	61	36,5

Endlich muß darauf hingewiesen werden, daß von den 43 Fällen, bei denen die Eileiter während der Durchblasung nach anfänglich hohem Anstiege des Hg-Druckes durchgängig geworden waren, nicht weniger als 28 Frauen (65,1%) mehr oder weniger ausgedehnte Entzündungsreste haben erkennen lassen (Tabelle 6).

Tabelle 6. Durchgängig gewordene Fälle

	Zahl der durchgängig Gewordenen	Trotz palpat. nachweisbarer Entzündung durchgängig geworden	%
Primäre Sterilitäten	22	15	68,1
Sekundäre Sterilitäten..	21	13	61,9
Gesamtzahl......	43	28	65,1

Zusammenfassend heißt das soviel, daß ein Gegner der Durchblasung und Anhänger der Probelaparotomie in Fällen, in denen der palpatorische Nachweis entzündlicher Veränderungen die Annahme eines Eileiterverschlusses zu rechtfertigen scheint in einem, bei den „durchgängig gewordenen Fällen" sogar in zwei Drittel der Fälle seinen Kranken den Bauch überflüssigerweise aufgemacht hätte. Nicht genug an dem. In den Fällen mit normal aussehenden Eileitern und Sitz des Verschlusses im intramuralen Teil wäre aller Wahrscheinlichkeit nach die Gelegenheit des Probebauchschnittes zur Ausführung des einzigen Heilung versprechenden Eingriffes, der Einpflanzung der Eileiter in die Gebärmutter ungenützt geblieben.

Aus dem Gesagten geht zweifellos hervor, daß die Durchblasung nach Rubin sehr wesentlich dazu beiträgt, unsere Erkenntnis über das bisherige Maß hinaus zu vertiefen und verläßlicher zu gestalten. Gerade der Umstand, daß sie imstande ist uns mit voller Sicherheit über die Durchgängigkeitsverhältnisse der Eileiter aufzuklären, ist abgesehen davon, daß dies an und für sich eine Errungenschaft bedeutet, deshalb so wichtig, weil diese Kenntnis für zwei weitere Fragen — für die Voraussage und Behandlung — von einschneidendster Bedeutung ist.

Bedeutung der Durchblasung für die Voraussage

Bevor ich auf die Voraussage eingehe, soweit uns in derselben die Durchblasung weitergebracht hat, muß ich, jedem erfahrenen Geburtshelfer längst Bekanntes wiederholend, betonen, daß die Aussichten auf Empfängnis das Fehlen gröberer tastbarer Veränderungen an Gebärmutter und Gebärmutteranhängen vorausgesetzt, ·um so größer sind, je kürzer die Kinderlosigkeit vom Augenblick der gegebenen Empfängnismöglichkeit an gerechnet besteht. Man ist ja deshalb auch übereingekommen, erst dann von Unfruchtbarkeit zu sprechen, wenn es trotz regelmäßigen, durch längere Zeit fortgesetzten Geschlechtsverkehres zu keiner Schwängerung gekommen ist, wobei Hofmeier, Chrobak und Rosthorn 2, Jaquet 2½, Kleinwächter und Kisch 3, Howitz sogar eine Beobachtungszeit von 5 Jahren gefordert haben. Die Rubinsche Durchblasung versetzt uns in die Lage, ohne überflüssigerweise kostbare Zeit für die Behandlung verlieren zu müssen, schon viel früher eine bisher außer durch den Bauchschnitt nicht erkennbare Sterilitätsursache festzustellen und wir haben namentlich im Anfang viele Frauen durchgeblasen, die erst seit einem Jahre verheiratet waren. Seit unsere Erfahrungen zu einem gewissen Abschluß gekommen sind, sind wir namentlich angesichts der, wenn auch nur seltenen Schädigungen, vor denen unsere Kranken in Zukunft durch eine strengere Anzeigestellung bewahrt bleiben werden, zurückhaltender geworden.

Ich glaube, damit den mir anvertrauten Kranken besser gedient zu haben, als mit der unbedenklichen Durchblasung auch in Fällen, in denen auf Grund der Anamnese und des Befundes die Voraussage von vorneherein günstig zu stellen war. Daß ich dadurch darauf verzichtet habe, die Zahl der „Erfolge" auf billige Weise zu vermehren, geht am besten daraus hervor, daß allein in den letzten 4 Monaten 5 Frauen schwanger geworden sind, die wegen Sterilität gekommen waren, die ich aber bezüglich der Durchblasung für später vertröstet hatte, falls die mir geboten erscheinende medikamentöse, physikalische oder Organbehandlung wider Erwarten erfolglos bleiben sollte. Läuft man auf diese Weise schon bei der einfachen diagnostischen Durchblasung Gefahr, sich selbst und die Kranken über den ursächlichen Zusammenhang zwischen Untersuchung und danach eingetretener Schwangerschaft zu täuschen, so gilt das noch mehr für alle operativen Eingriffe. Mit welcher Unbedenklichkeit, um nicht zu sagen Sorglosigkeit, trotzdem noch immer oder vielleicht gerade jetzt manchmal vorgegangen wird, darauf komme ich im folgenden Abschnitt noch zurück.

Welche Schlüsse für die Voraussage der Ausfall der Durchblasung erlaubt, ist aus der nachstehenden Tabelle (7) klar ersichtlich.

Tabelle 7

	Gesamtzahl	Später schwanger geworden	%
Durchgängige Fälle........	167	24	14,4
Undurchgängige Fälle.....	166	—	—
Durchgängig gewordene Fälle	43	14	32,6
Gesamtzahl	376	38	10,1

Von den 376 längstens 4 Jahre beobachteten Sterilitätsfällen sind im ganzen 38, das ist 10,1%, schwanger geworden. Davon entfallen 24, das ist 14,4%, auf die bei der ersten Untersuchung ohne weiteres als durchgängig befundenen, während von den Frauen, die sowohl bei der ersten als auch bei späteren Untersuchungen verschlossene Eileiter hatten, keine einzige schwanger geworden ist.

Es ist ein einziger derartiger Fall bekannt geworden, den Mandelstamm beschrieben hat. Es handelte sich um eine Frau, bei der die dreimal zu verschiedenen Zeiten vorgenommene Durchblasung stets negativ gewesen war. Bei der Salpingographie hatte sich der linke Eileiter bis zum abdominalen Ende als durchgängig, der rechte am uterinen Ende als verschlossen erwiesen. Nach 6 Monaten wurde die Frau schwanger. Mandelstamm glaubt diesen Fall nur so erklären zu können, daß entweder der Verschluß des rechten Eileiters durch einen Tubeneckenpolypen vorgetäuscht worden oder der offene Trichter des linken Eileiters mit der Oberfläche des Eierstockes verwachsen war und zufälligerweise gerade an dieser Stelle ein Follikel heranreifte, barst und das Ei in den Eileiter entleerte, sich also das abspielte, was wir mit dem Einnähen des Eierstockes in einen gespaltenen Hydrosalpinx beabsichtigen. Diese Vorstellung ist durchaus annehmbar. Man muß aber meines Erachtens auch die Möglichkeit in Erwägung ziehen, daß der bei den verschiedenen Untersuchungen verschlossen gewesene Eileiter im Laufe dieses halben Jahres durchgängig geworden ist, wenn schon ein solches Ereignis wenigstens nach meiner Erfahrung ziemlich selten sein dürfte.

Diese unbedingte Verläßlichkeit des negativen Ausfalles der Durchblasung ist außerordentlich wichtig und namentlich in einzelnen Fällen von weit größerer Bedeutung, als es auf den ersten Blick zu sein scheint. Eine Frau, die sich möglicherweise schon über die Kinderlosigkeit getröstet hat, will z. B. wissen, ob es noch einen Zweck hat, eine jahrelange kostspielige Bäderbehandlung fortzusetzen. In anderen Fällen, wo das Ausbleiben der Schwangerschaft das Band der Ehe gelockert hat, wird die Zustimmung der Trennung davon abhängig gemacht, ob die Aussichten auf Empfängnis wirklich gleich Null sind, oder bei Impotenz des Mannes die Frage gestellt, ob Aussicht vorhanden wäre, mit einem gesunden Manne Kinder zu zeugen können. Verhältnismäßig oft wünschen Frauen, die vor der Frage einer neuen Eheschließung stehen, zu wissen, ob durch eine abgelaufene Eierstockentzündung die Empfängnismöglichkeit nicht vielleicht verschlechtert worden ist. In 3 Fällen ist die nach jahrelanger steriler Ehe in Aussicht genommene Adoption eines Kindes davon abhängig gemacht worden, ob tatsächlich mit größter Wahrscheinlichkeit eine unerwartete Schwangerschaft ausgeschlossen werden könne. Das alles sind Fragen, in denen selbst die an sich betrübliche Feststellung eines Eileiterverschlusses dankbar begrüßt wird, weil dadurch klare Verhältnisse geschaffen werden, die es den betreffenden Frauen möglich machen, ihre Entscheidungen zu treffen.

Während wir also bei den undurchgängigen Fällen nach unseren bisherigen Erfahrungen fast mit Sicherheit sagen können, daß ein vor längerer Zeit erworbener Eileiterverschluß eine Schwängerung ohne Rücksicht auf irgend welche Nebenumstände unmöglich macht, wäre von vorneherein zu erwarten gewesen, daß bei den Fällen mit durchgängigen Eileitern das Vorhandensein entzündlicher Veränderungen, der Nachweis von Hypoplasie des Genitales, sowie klinische Anhaltspunkte für sonstige Störungen der inneren Sekretion nicht ohne Einfluß auf die Voraussage bleiben würden. Leider ist die Zahl der auf diese Gruppe entfallenden Schwangerschaften zu klein, um daraus weitergehende Schlüsse zu ziehen. Wenn ich trotzdem eine Zusammenstellung unseres Materiales folgen lasse, so geschieht dies, weil ihre Betrachtung doch gewisse Anhaltspunkte zu geben scheint.

Von den 167 durchgängigen Fällen sind 24 (14,4%) schwanger geworden, und zwar bei normalem Genitalbefund 11 (16,1%) und bei Vorhandensein entzündlicher Veränderungen 7 (14,8%), von den „reinen Hypoplasien" 6 Frauen (15,7%). Es ergibt sich die eigentlich überraschende Tatsache, daß die Schwangerschaftsaussichten fast gleich sind, ob es sich um Fälle mit normalem Genitalbefund, Zeichen von Entzündung oder reine Hypoplasien handelt. Obwohl, wie ich schon früher erwähnt habe, das Überstehen einer Entzündung auch in den Fällen mit durchgängigen Eileitern dem Zustandekommen einer Schwangerschaft kaum besonders förderlich sein dürfte, scheint bei den Entzündungsfällen

so gut, wie bei den Hypoplasien und „Normalen“ der springende
Punkt in erster Linie die Durchgängigkeit der Eileiter zu
sein, eine Tatsache, die geeignet ist, die Bedeutung des Durchblasungs-
ergebnisses für die Voraussage zu unterstreichen. Nur beim Zusammen-
treffen von Hypoplasie und Entzündungen gewinnt man den Eindruck,
daß selbst bei offenen Eileitern die Aussichten für eine Schwängerung
gering sind.

Tabelle 8. Durchgängige Fälle

	Gesamtzahl der durchgängigen Fälle	Schwanger geworden	Normaler Genitalbefund	Entzündung	Hypoplasie	Hypoplasie und Entzündung
Primäre Sterilitäten ...	84	15	von 28 Fällen $7 = 25^0/_0$	von 12 Fällen $3 = 25^0/_0$	von 32 Fällen $5 = 15{,}6^0/_0$	von 12 Fällen 0
Sekundäre Sterilitäten ...	83	9	von 40 Fällen $4 = 10^0/_0$	von 35 Fällen $4 = 11{,}4^0/_0$	von 6 Fällen 1	von 2 Fällen 0
Zusammen..	167	$24 = 14{,}4^0/_0$	von 68 Fällen $11 = 16{,}1^0/_0$	von 47 Fällen $7 = 14{,}8^0/_0$	von 38 Fällen $6 = 15{,}7^0/_0$	von 14 Fällen 0

Im großen und ganzen läßt sich auf Grund der festgestellten Durchgängigkeit nur soviel sagen, daß eine Schwängerung in einem Ausmaß
von 14,4% möglich ist. Die verhältnismäßig geringe Zahl eingetretener
Schwangerschaften zeigt am besten, daß neben der rein mechanischen
Bedingung der Durchgängigkeit noch viele andere, uns vielleicht nur
zum kleinsten Teil bekannte Ursachen eine Rolle spielen, von denen
noch weiter unten die Rede sein wird.

Ich komme nun zu der bedeutungsvollsten Gruppe, zu den Fällen,
die zunächst verschlossen, bei höherem Gasdruck durchgängig geworden
sind.

Nur bei 11 Frauen wurde das Hindernis mit Hilfe einer durch
längere Zeit fortgesetzten konservativen Behandlung beseitigt, was
dann gelegentlich einer der im Laufe der Beobachtungszeit wiederholt
vorgenommenen Nachuntersuchungen festgestellt werden konnte. Einmal
bei dem auf Seite 48 ausführlich beschriebenen Fall 226 wurde die Wegsamkeit durch eine Operation erreicht. In allen übrigen 31 Fällen
kann nach dem Verlaufe der Durchblasung: rascher Anstieg des

Manometerdruckes bis nahe an oder sogar etwas über die erlaubte Grenze von 200 mm Hg an, dann nach kurzem Stillstand erst zögernder, dann immer schnellerer Abfall bis meist unter 100 mm Hg — mit Sicherheit gesagt werden, daß das bestehende Hindernis durch den Gasdruck während der Untersuchung beseitigt worden ist.

Tabelle 9. Durchgängig gewordene Fälle

	Gesamtzahl	Schwanger geworden	Normaler Genitalbefund	Entzündung	Hypoplasie	Hypoplasie und Entzündung
Primäre Sterilitäten ...	22	7	2	2	2	1
Sekundäre Sterilitäten ...	21	7	4	2	—	1
Gesamtzahl ..	43	14=32,6%	6	4	2	2

Ohne mich zunächst darüber auszusprechen, ob die nach dem Freiwerden der Eileiter eingetretene Schwangerschaft allein auf diesen Umstand zurückgeführt werden darf, verdient der auffallend hohe Prozentsatz an Schwangerschaften von 32,6% bei dieser wohlumschriebenen Gruppe von Fällen besonders hervorgehoben zu werden. Da von den im Laufe der konservativen Behandlung durchgängig gewordenen Frauen keine schwanger geworden ist, entfallen von den 14 beobachteten Schwangerschaften nach Abzug des einen nach Operation durchgängig und schwanger gewordenen Falles, 13 Schwangerschaften auf die 31 Frauen, bei denen die Durchblasung allein ein Hindernis beseitigt hat, wodurch sich der Prozentsatz an Schwangerschaften bei den während der Durchblasung durchgängig gewordenen Fällen sogar auf 41,9% erhöht. Es ist zweifellos als hoher Gewinn zu buchen, daß man bestimmten Frauen auf Grund der Untersuchung mit einer so hohen Wahrscheinlichkeit den Eintritt einer Schwangerschaft voraussagen kann.

Bedeutung der Durchblasung für die Behandlung der Unfruchtbarkeit

Es ist selbstverständlich und braucht im Grunde genommen kaum noch besonders betont zu werden, daß die Möglichkeit, ein mechanisches Hindernis auf dem Wege feststellen zu können, den Ei und Samenzelle nehmen müssen, um sich zu vereinigen, von der größten Bedeutung für die Entscheidung sein muß, ob es überhaupt einen Zweck hat, etwas zu unternehmen, und wenn ja, welcher Eingriff Aussicht auf Erfolg hat.

Bei nachgewiesenem Eileiterverschluß, sei es durch Abknickung infolge von Adhaesionen, von Verklebungen der Schleimhaut im interstitiellen oder isthmischen Teil, oder durch Verwachsung am Fimbrienende, ist jede lageverbessernde oder erweiternde Operation zwecklos und deshalb zu unterlassen. Trotz der offenkundigen Selbstverständlichkeit dieser von mir immer wieder aufgestellten Forderung bin ich von Dührssen falsch verstanden worden, der mir erwidert, „die erweiternden und lageverbessernden Operationen sind keine überflüssigen Operationen, wie sie Graff nennt". Es ist gar kein Zweifel, daß in manchen Fällen eine einfache Sondierung oder Erweiterung des Halskanales mit oder ohne Ausschabung von einer Schwangerschaft gefolgt sein kann, vorausgesetzt, daß die Eileiter durchgängig sind. Allerdings ist es die Frage, ob dabei die Beseitigung eines mechanischen Hindernisses im Sinne der noch immer allzuverbreiteten Anschauung von Sims, oder ob nicht viel mehr die Wegschaffung des zähen Schleimpfropfes und Ersatz desselben durch dünneres Sekret aus den mechanisch gereizten Drüsen das Wesentliche ist, wie dies Kermauner betont hat. Die Tatsache, daß die Schwängerungsmöglichkeit unmittelbar nach der Menstruation, zur Zeit also, wo der zähe Schleimpfropf noch nicht neu gebildet ist, am größten ist, mag dafür sprechen. Daneben muß nach Kermauner an die Möglichkeit gedacht werden, ob nicht die wenigstens an unserer Klinik in vielen Fällen von Sterilität unerklärter Ursache übliche Zufuhr von Organpräparaten, namentlich in Form von Schilddrüsentabletten einen Einfluß auf Menge und Zusammensetzung des Schleimes hat. In einem Fall von Dysmenorrhoea membranacea hat mich gerade die mit Hilfe der Durchblasung festgestellte Durchgängigkeit der Eileiter dazu ermutigt, eine Curettage vorzunehmen, um die fungösen Schleimhautmassen zu beseitigen, nachdem sich die durch lange Zeit fortgesetzte Organbehandlung als erfolglos erwiesen hatte. Der Erfolg war, daß die bis dahin 4 Jahre steril verheiratete Frau sofort schwanger wurde. Auch bei den als Sterilitätsoperationen vorgenommenen Lageverbesserungen in Fällen hochgradiger Retroflexion, deren Berechtigung ich auf Grund der Erfahrungen der II. Frauenklinik bei entsprechender Berücksichtigung aller Nebenumstände ausdrücklich anerkannt habe, ist die Erlaubnis zur Operation und die Voraussage an die Durchgängigkeit der Eileiter gebunden, wie den überhaupt die Frage nach der Bedeutung der Durchblasung für die Behandlung kaum besser beantwortet werden kann, als durch unseren unerschütterlichen Grundsatz:

keine Sterilitätsoperation ohne vorherige Prüfung der Eileiter auf ihre Durchgängigkeit und wenn diese verschlossen sind,
selbstverständlich keine überflüssige und zwecklose erweiternde oder.
lageverbessernde Eingriffe, sondern einzig und allein Salpingostomie,
bzw. als Versuch Einpflanzung der Eileiter in die Gebärmutter. Die
Zurückhaltung in der Ausführung vieler der kleineren, als harmlos an-
gesehenen Eingriffe ist um so mehr geboten, als sie im Grund genommen
gar nicht so harmlos sind, als sie vom Standpunkt der „operativen
Mortalität" aus ja tatsächlich zu sein scheinen. So habe ich kurz nacheinander 2 Frauen mit unterentwickelter Gebärmutter gesehen, bei denen
zur Behebung der übrigens noch gar nicht lange dauernden Kinderlosigkeit
eine Erweiterung des Gebärmutterhalskanales mit nachfolgender Auskratzung gemacht worden war. In beiden Fällen waren die Eileiter verschlossen. Da die vor der Operation vollkommen beschwerdefreien Frauen
seit dieser Zeit über spontane und namentlich beim Verkehr auftretende
Schmerzen klagten, ist wohl anzunehmen, daß auch der Eileiterverschluß
als Folge des Eingriffes angesehen werden muß. Wolff hat erst vor
kurzem einen Fall beschrieben, in dem es im Anschluß an eine wegen
Unfruchtbarkeit gemachte Auskratzung zur Verödung des Halskanales
mit Haematometra und Haematosalpinx gekommen war. Hirst konnte
feststellen, daß von den von vornherein unfruchtbaren Frauen die Zahl
der Eileiterverschlüsse bei den vorher operierten wesentlich höher war
als bei den nicht operierten.

Obwohl es nicht im Rahmen dieser Abhandlung gedacht war, des
näheren auf die operative Behandlung der Sterilität als solche und deren
Ergebnisse einzugehen, möchte ich, abgesehen von der bereits erhobenen
Forderung der obligatorischen Durchblasung vor jedem Eingriff ganz
allgemein auf zwei Dinge hinweisen, die bei der operativen Behandlung
noch immer und wie mir scheinen will, oft nicht ganz ohne Absicht,
viel zu wenig beachtet werden: Der Zeitpunkt der Operation und
die Beurteilung der erzielten Erfolge. Die Diagnose „Unfruchtbarkeit" soll erst gestellt werden, wenn durch 3 Jahre regelmäßig aus-
geübter Geschlechtsverkehr ohne Erfolg geblieben ist. Die Durchblasung
gestattet nun — und das ist nicht ihr kleinster Vorteil — schon vor
Ablauf dieser Zeit ein Konzeptionshindernis aufzudecken; doch haben
wir uns, wie oben auseinandergesetzt, entschlossen, von der Durchblasung vor dieser Zeit wegen der damit verbundenen Gefahr in jenen
Fällen abzusehen, in denen weder der Untersuchungsbefund, noch die
Anamnese irgendwelche Anhaltspunkte für das Bestehen eines Eileiterverschlusses ergeben. Nur wenn mit der Möglichkeit eines solchen zu
rechnen ist, halten wir uns schon vor Ablauf dieser Zeit zur Vornahme
der Durchblasung für berechtigt. Aber selbst wenn in einem derartigen
Falle die Eileiter verschlossen sind, würde ich niemals zur Operation
raten, bevor nicht alles getan ist, was auf unblutigem Wege zur Wiederherstellung der Durchgängigkeit beitragen könnte. Der Vorschlag zur
Operation ist erst gerechtfertigt, wenn die durch 1 bis 2 Jahre mit Unterbrechungen fortgeführte Behandlung zu keinem Erfolg geführt und

wiederholte Durchblasungen in dieser Zeit das Fortbestehen des Verschlusses ergeben haben. Auf keinen Fall halten wir es für gerechtfertigt — es sei den, daß es sich um eine Atresie der Scheide oder ähnliches handelt —, vor Ablauf von 3 Jahren einen schweren Eingriff, wie z. B. einen Bauchschnitt zur Behebung einer Unfruchtbarkeit vorzunehmen. Der Grund, der mich veranlaßt, auf diese allgemein anerkannte Selbstverständlichkeit näher einzugehen, ist mit durch eine aus der Klinik Hans Mackenrodt von Isbruch veröffentlichte Arbeit gegeben, die während der Abfassung dieser Abhandlung erschienen ist. In 41 Fällen ist wegen Sterilität operiert worden, und zwar 13mal mit ein- oder doppelseitiger Stomatoplastik allein oder mit gleichzeitigen Operationen an den Eierstöcken, wie einseitige Entfernung oder „interpolare Ovarialresektion", in den übrigen Fällen eine- oder beiderseitige „interpolare Ovarialresektion". Die Erfolge sind anscheinend glänzend: 17 Schwangerschaften. Bei näherem Zusehen zeigt es sich aber, daß 13 der Erfolge bei Frauen verzeichnet sind, bei denen die Unfruchtbarkeit mit einer Ausnahme weniger als 3 Jahre, vielfach 1½ bis 2, ja in einem Fall erst seit ½ Jahr bestanden hatte. Dieses Vorgehen ist uns unverständlich. Die Operationen waren — wenn ich von den drei Fällen absehe, wo der bei offenem Bauch zufällig erhobene Befund eines Tubenverschlusses den Eingriff nachträglich gerechtfertigt hat — ohne Indikation ausgeführt worden, da die Beobachtungszeit in allen Fällen nicht genügend lange gewesen war, um überhaupt die Diagnose der Unfruchtbarkeit stellen zu können. Obwohl ich es nicht beweisen kann, glaube ich, auf Grund langjähriger Beschäftigung mit dem Gegenstand sagen zu können, daß der Erfolg mit der allergrößten Wahrscheinlichkeit bei den 28 nur mit Ovarialresektion behandelten Fällen genau ebensooft auch ohne Operation eingetreten wäre. Damit kommen wir zu dem zweiten Punkt, zu der Beurteilung der Erfolge, das heißt der Frage, inwieweit und wann man das Recht hat, eine nach blutiger oder unblutiger Behandlung eingetretene Schwangerschaft in ursächlichen Zusammenhang mit der Behandlung zu bringen.

Am ehesten wird man die Schwängerung als Erfolg der Behandlung ansehen dürfen, wenn dieselbe bei länger dauernder Unfruchtbarkeit unmittelbar oder bald nach einem therapeutischen Eingriff eintritt. Ich denke dabei z. B. an den schönen Fall von Unterberger, in dem bei einer 11½ Jahren steril verheirateten Frau unmittelbar nach Einpflanzung des Eileiters in die Gebärmutter Schwangerschaft eingetreten ist. Allerdings kann man auch, wenn zwischen Eingriff und Schwangerschaft nur wenig Zeit verstrichen ist, über den Zusammenhang beider Ereignisse schweren Täuschungen unterliegen, wie ich weiter unten an einem Beispiel zeigen will. Kommt es nun gar, wie in den meisten der veröffentlichten Fälle, bei denen eine Laparotomie und Salpingostomie gemacht worden war, erst nach 2, 3, 4, ja 6 Jahren, wie in den von Isbruch und den jüngst von Heimann mitgeteilten Fällen zur Schwängerung, dann läßt sich im einzelnen Fall kaum jemals behaupten, daß das Ei seinen Weg durch die neuangelegte Öffnung genommen hat.

Ich möchte das auf Grund der Erfahrungen, die ich bei meinen fortlaufend mittels der Durchblasung verfolgten Salpingostomiefällen gemacht habe, zumindest für nicht sicher erwiesen halten, soferne solche Fälle nicht etwa fortlaufend nachuntersucht wurden. Die Tatsache, daß eine Salpingostomie gemacht worden und mehrere Jahre danach eine Schwangerschaft eingetreten ist, läßt keinen bindenden Schluß zu. Es ist ebenso gut möglich und nach meinen persönlichen Erfahrungen sogar viel wahrscheinlicher, daß die neugebildete Öffnung in der kürzesten Zeit wieder zuheilt und der Eileiter an seinem abdominalen Ende, sei es infolge spontaner oder durch entsprechende Behandlungen angeregte Aufsaugungs- und Heilungsvorgänge wieder durchgängig wird. In manchen Fällen mag dabei die bekannte oft ganz unglaubliche resorptionsfördernde, aktivierende und umstimmende Wirkung der Laparotomie als solcher mitspielen, die ja nicht nur eine Bauchfelltuberkulose heilen, sondern auch ausgedehnte entzündliche Veränderungen anderer Art so weitgehend beeinflussen kann, daß der Probebauchschnitt geradezu als Behandlung bei entzündlichen Adnextumoren vorgeschlagen worden ist. In solchen Fällen dürfte man dann wohl die Schwangerschaft als Folge der Operation, aber nicht eigentlich als Erfolg der Salpingostomie verzeichnen. Wie vorsichtig man mit der Annahme ursächlicher Zusammenhänge überhaupt sein muß und wie leicht man getäuscht werden kann, sei durch einen Fall gezeigt, dessen Geschichte ich kurz folgen lasse.

Es handelt sich um eine schlanke, zarte, lebhafte, seelischen Einflüssen sehr leicht zugängliche Frau von 29 Jahren, die sich ebenso wie ihr Mann sehnlichst Kinder gewünscht hat und nach 1½ jähriger Ehe wegen einer rechtsseitigen Eileiterschwangerschaft von mir operiert worden ist. Der rechte Eileiter wurde entfernt. Die linken Adnexe waren ebenso, wie die der rechten Seite durch einzelne zarte Verwachsungen fixiert, der linke Eileiter in einen über kleinfingerdicken, durch Eingeschlagensein der Fimbrien festverschlossenen Haematosalpinx umgewandelt. Die Voraussage für eine Schwangerschaft schien außerordentlich schlecht zu sein und ebenso schien mir, soweit ich die Mentalität dieser beiden tüchtigen, mir nahestehenden Menschen beurteilen konnte, der Bestand der Ehe für den Fall gefährdet, als die Sterilität andauern sollte. Trotzdem habe ich der naheliegenden Versuchung, eine Salpingostomie auszuführen, aus zwei Gründen widerstanden: Einmal habe ich mich der in der Literatur niedergelegten Erfahrung erinnert, daß es bei Eileiterschwangerschaft oft (was ich indes nicht bestätigen kann) zu Blutansammlungen und Verschluß des nichtschwangeren Eileiters käme, diese Veränderungen sich indes meist vollkommen zurückbilden, und dann, weil ich wenig Hoffnung hatte, daß bei Anwesenheit von soviel Blut und Serum im kleinen Becken die neugebildete Öffnung auch wirklich offen bleiben würde. Ich habe deshalb den Bauch geschlossen, ohne den linken Eileiter berührt zu haben. 4 Monate später ist die Frau schwanger geworden und hat am richtigen Ende ein gesundes Kind zur Welt gebracht, dem nach 2 jähriger gewollter Unterbrechung ein zweites gefolgt ist.

Hätte man hier eine Salpingostomie angelegt, wogegen niemand ernstliche Einwendungen hätte machen können, wäre man namentlich angesichts der Kürze der seit dem Eingriff verstrichenen Zeit zweifellos überzeugt gewesen, mit der Salpingostomie einen ausgezeichneten Erfolg erzielt zu haben. Aus all dem geht hervor, daß man in der Beurteilung der nach jeder wie immer gearteten Behandlung eintretenden „Erfolge" nicht zurückhaltend genug sein kann.

Der Wert der Durchblasung für die Behandlung liegt vor allem darin, — vorausgesetzt, daß aus den Ergebnissen derselben auch gewissenhaft die Folgerungen gezogen werden —, daß eine Unzahl von zwecklosen bisher üblichen Eingriffen unterbleiben werden. Immer wieder sieht man Frauen, die nach Erweiterungen des Halsabschnittes, Auskratzungen und Diszissionen, ohne, daß diese ihnen angesichts des bestehenden Eileiterverschlusses zu der ersehnten Schwangerschaft verholfen hätten, durch Beeinträchtigung der Libido, schwere, die gesamte Leistungsfähigkeit einschränkende schmerzhafte Eierstockentzündungen und jahrelang dauernde Gebärmutterhalskatarrhe nur neue Leiden geerntet haben.

Es wäre zu wünschen, daß nicht nur die Frauen mit verschlossenen Eileitern, sondern Frauen überhaupt in Zukunft von solchen üblen Erfahrungen verschont bleiben möchten. Die Hoffnung ist umso berechtigter, als mit der allgemeinen Verwendung der Durchblasung ja im Laufe der Zeit nur zwei Operationen das Bürgerrecht in der blutigen Behandlung der Unfruchtbarkeit behalten werden: die Antefixation bei freien und die Salpingostomie oder Einpflanzung der Tuben in die Gebärmutterhöhle bei verschlossenen Eileitern.

Zur Frage der therapeutischen Anwendung der Durchblasung

Während an der diagnostischen Bedeutung der Durchblasung heute nicht mehr gezweifelt werden kann, und ihre Anwendung vor jedem größeren Eingriff zur Behebung der Unfruchtbarkeit unbedingt gefordert werden muß, sind die Anschauungen darüber, ob die Durchblasung als solche im Sinne einer zielbewußten Behandlung zur Lösung von Eileiterverschlüssen Verwendung finden soll, geteilt. Da ich persönlich auf dem Standpunkte stehe, daß man zufrieden sein soll, wenn der Durchblasungsversuch den gewünschten Aufschluß gegeben hat, ohne daß die Frau dadurch geschädigt worden ist und ihn ohne besonderen Anlaß, wie etwa zum Zwecke der Nachprüfung im Laufe einer unblutigen Behandlung oder zum Offenhalten einer Salpingostomie in der ersten Zeit nach der Operartion nicht wiederholen soll, könnte ich mich kurz fassen. Der Umstand indes, daß einige Autoren gerade die therapeutische Wirkung der Durchblasung als aussichtsreich hervorheben, sowie der Umstand, daß ganz allgemein von vielen Ärzten die Durchblasung als eine Sterilitätsbehandlung angesehen wird, fordern ein näheres Eingehen, da es sich hier um eine Frage von grundsätzlicher Bedeutung handelt.

Es versteht sich von selbst, daß alle jene Autoren, welche die Durchblasung als solche für diagnostisch wertlos und gefährlich halten, sie auch als Behandlung ablehnen. Andere, die die Bedeutung der Durchblasung zu diagnostischen Zwecken voll anerkennen, sprechen sich über die Frage ihrer Verwendung als Heilbehandlung entweder überhaupt nicht aus, oder lehnen sie ab. Im folgenden wird lediglich von den Autoren die Rede sein, die eine mehrfache Wiederholung der Durchblasung als Behandlungsart offen empfehlen, oder zumindest deren Verwendung in diesem Sinne in wohlwollende Erwägung ziehen.

Ich lasse zuerst die amerikanischen Forscher zu Wort kommen, einmal weil Amerika die Heimat des Verfahrens ist. Des weiteren deshalb, weil im deutschen Schrifttum über die Stellungnahme der amerikanischen Ärzte zur Frage der therapeutischen Durchblasung vielleicht unter dem Eindruck einer kurzen immer wieder erwähnten Arbeit von Geppert, in der er von den „etwas optimistisch klingenden Erfahrungen der Amerikaner" spricht, nicht ganz richtige Vorstellung verbreitet sind. Zuerst sei erwähnt, daß I. C. Rubin, der Erfinder der Durchblasung, immer den Standpunkt vertreten hat, daß das Verfahren in erster und letzter Linie nur dem Zweck der Diagnose zu dienen habe. Er hat seinen Standpunkt, wie ich von ihm persönlich weiß, bis heute nicht geändert. In seiner letzten Arbeit berichtet er über 1000 Fälle von Sterilität, von denen 95, also 9,5% schwanger geworden sind, also fast genau so viele, wie in unserer Zusammenstellung. Was die therapeutische Anwendung betrifft, sind ihm 101 Fälle bekannt, die im Laufe einer derartigen Behandlung schwanger geworden sind, und zwar 18 Fälle, in denen die Unfruchtbarkeit 3 bis 5 bis 8 Jahre gedauert hatte, 61 mit einer 1 bis 3jährigen und 2 Fälle mit noch nicht ganz 1 Jahr andauernder Unfruchtbarkeit, soweit dieser Ausdruck für die letzten beiden überhaupt gerechtfertigt ist. Welchen Standpunkt Rubin der Verwendung der Durchblasung als Heilbehandlung gegenüber einnimmt, geht am besten daraus hervor, daß seiner Ansicht nach von einem „Erfolg der Durchblasung" nur dann gesprochen werden dürfe, wenn die Unfruchtbarkeit mindestens 5 Jahre gedauert hat und die Schwangerschaft innerhalb der allernächsten Monate eintritt. A. I. Rongy und Rosenfeld waren anfänglich, obwohl sie nur 3 Frauen nach der Durchblasung schwanger werden gesehen hatten, geneigt, dem Verfahren eine Bedeutung als Behandlungsart beizumessen, doch hält Rongy in einer späteren Arbeit auf Grund seiner weiteren Erfahrungen den Heilwert der Durchblasungen für recht fraglich. H. Cary gibt lediglich zu, daß die Durchblasung, wie er in 3 Fällen gesehen hat, heilend wirken kann. Nach A. Aldridge tritt Schwangerschaft so selten nach der Rubinschen Probe ein — 9mal unter 600 Fällen —, daß er ihr nur für die Voraussage größere Bedeutung beimißt. Den gleichen Standpunkt nehmen John C. Hirst und Chas. Mazer ein, obwohl sie in 3 Fällen die Frauen so rasch nach der Durchblasung hatten schwanger werden sehen, daß sie überzeugt waren, einen ursächlichen Zusammenhang annehmen zu müssen. Eine

wirkliche Empfehlung der Durchblasung als Behandlung findet sich
meines Wissens nur bei H. Henderson und F. G. Amos, und zwar
auf Grund der Beobachtung, daß die Eileiter bei wiederholten Durchblasungen besser durchgängig werden, und dann durch R. Peterson
und R. S. Cron, die 13 Schwangerschaften eintreten gesehen haben.
Diese 13 Fälle sind aber nicht, wie man nach Marie v. Scheller meinen
könnte, auf eine Gesamtzahl von nur 36 Fällen zu beziehen. Die Sache
liegt vielmehr so, daß von 36 Frauen, bei welchen über das weitere
Schicksal etwas in Erfahrung gebracht werden konnte, 13 schwanger
geworden waren. Ich muß sagen, daß alle diese Mitteilungen nicht
gar so optimistisch klingen. Es ist gewiß bemerkenswert, daß Geppert
schon Mitte 1924 30 nach der Durchblasung eingetretene Schwangerschaften aus dem amerikanischen Schrifttum sammeln konnte, die M. v.
Scheller 2 Jahre später auf 59 ergänzt hat, und Rubin allein über
95 eigene einschlägige Fälle berichtet hat. Man muß dabei aber im
Auge behalten, daß sich die an und für sich nicht einmal so besonders
große Zahl von 59 Fällen auf nicht weniger als 9 Autoren verteilt[1]) und
daß es sich ja zunächst nur um Frauen handelt, die vorher steril, in
der Zeit nach erfolgter Durchblasung schwanger geworden sind, ohne
daß man, wie aus der Zurückhaltung der einzelnen Autoren am besten
hervorgeht, immer in der Lage gewesen wäre, einen ursächlichen Zusammenhang festzustellen. Es ist deshalb auch nicht gerechtfertigt, von
diesen Fällen, wie es v. Scheller tut, als kurzweg von Beobachtungen
über die Beseitigung der Sterilität durch eine einfache Lufteinblasung zu sprechen.

Im deutschen Schrifttum hat als erster Sellheim mit raschem
Blick erfaßt, daß sich außer dem diagnostischen auch ein therapeutischer
Gewinn aus der „Tubenschneuzung“ heraushohlen lassen könnte, indem
er darauf hinweist, daß sich Leitungsstörungen in den Eileitern durch
Schwellung, Schleimansammlung oder leichte Verklebungen durch den
Druck beseitigen lassen können. Nach ihm hat Geppert hauptsächlich
unter dem Eindruck der amerikanischen Veröffentlichungen auf die
möglicherweise therapeutische Verwendbarkeit der Durchblasungen
aufmerksam gemacht. Über tatsächlich nach der Durchblasung eingetretene Schwangerschaft hat bei uns als erster I. Novak berichtet,
der 2mal bei von vorneherein durchgängigen Eileitern und in einem
Fall, wo der Manometerdruck zuerst auf 200 mm Hg angestiegen war,
um dann auf 100 mm abzufallen, kurze Zeit darauf Schwangerschaft
feststellen konnte. Eine Empfehlung der Durchblasung als Heilbehandlung
leitet er indes daraus nicht ab, während Kirstein auf Grund eines
Falles, der vor einem Jahr wegen Eileiterschwangerschaft operiert worden
war und schon in dem der Durchblasung folgenden Intermenstruum
schwanger wurde, die therapeutische Verwendung für aussichtsvoll hält.

---

[1]) Außerdem scheinen die bei Geppert erwähnten 14 Fälle von
R. Cron und die 13 Fälle von Peterson, Reuben und Cron, die
v. Scheller anführt, ein und dieselben zu sein.

Koch, der unter 50 Fällen 2 Schwangerschaften, 3 bzw. 6 Monate nach der Durchblasung eintreten gesehen hat, glaubt, die Behandlung der Unfruchtbarkeit durch wiederholte Blasungen empfehlen zu können. Mandelstamm berichtet, ohne, wie er selbst sagt, auf die therapeutische Anwendung der Durchblasung näher eingehen zu wollen, über 7 Frauen, bei denen kurze Zeit nach der Durchblasung Schwangerschaft eingetreten war. Hannes hat in einem Fall, der erfolglos nach Alexander Adams operiert worden war, sofort nach der Durchblasung Schwangerschaft gesehen. v. Scheller teilt mit, daß seit einiger Zeit an der Klinik Fuchs in Danzig therapeutische Durchblasungen der Eileiter gemacht würden, und zwar nach Salpingostomatoplastiken und in Fällen primärer und sekundärer Sterilität oder nur erschwerter Konzeption (?) bei offenen Eileitern und Ausschluß anderer Konzeptionshindernisse. Als Ergebnis wird von 5 Fällen eingetretener Schwangerschaft berichtet, von denen aber tatsächlich nur bei dem ersten ein zweites Mal durchgeblasen worden war, nachdem sich bei der ersten Durchblasung die Eileiter als verschlossen erwiesen hatten, während es sich bei den anderen Fällen einfach um Schwangerschaften nach einer diagnostischen Eileiterdurchblasung gehandelt hat, die bei Fall 1 und 2 nach 4 Monaten, 2 mal nach 2 Monaten und 1 mal sofort eingetreten war. Bei diesem letzten Fall hatte auf ärztlichen Rat am Abend des Durchblasungstages eine Kohabitation stattgefunden. Laut persönlicher Mitteilung durch amerikanische Kollegen wird in Amerika ganz allgemein dieser Rat gegeben und angeblich auch mit gutem Ergebnis befolgt.

Im ganzen ist die Auslese an „erfolgreichen" Durchblasungen in Europa mit den hier angeführten 12 Schwangerschaften recht dürftig, so daß ich mich zur Begründung meines Standpunktes nur auf die eigenen Beobachtungen stützen kann. Vorher sei nur nochmals festgelegt, daß wir streng zwischen Eintritt der Schwangerschaft nach diagnostischer Durchblasung gleichgültig ob post oder propter hoc einerseits und der therapeutischen Durchblasung anderseits unterscheiden müssen. Von letzterer kann nur dann gesprochen werden, wenn zum Zwecke, den Eintritt einer Schwangerschaft zu begünstigen oder möglich zu machen, wiederholt durchgeblasen wird.

Was meine eigenen Fälle betrifft, so sind von den 376 mittels Durchblasung untersuchten Frauen (siehe Tabelle 7) im ganzen 38 schwanger geworden, was 10,1% entspricht. Sieht man von den Frauen mit dauernd undurchgängigen Eileitern, von denen keine schwanger geworden ist, ab, und berücksichtigt nur die Frauen mit von vorneherein durchgängigen Eileitern, auf die 24 der eingetretenen Schwangerschaften entfallen, so erhöht sich die Prozentzahl an Schwangerschaften auf 14,4 bzw. 15,1%, wenn man, was nur zu gerechtfertigt ist, ausschließlich jene Fälle in Rechnung zieht, bei denen das Sperma in Ordnung war. (Siehe Tabelle 14.)

Es erhebt sich nun die Frage, ob die Schwangerschaften bei diesen Frauen nur zufällig nach der Untersuchung eingetreten sind, oder ob

zwischen der Durchblasung als solcher und der Schwängerung ein ur-
sächlicher Zusammenhang besteht. Ich will versuchen, die Frage an
Hand der 24 Fälle nach Dauer der Unfruchtbarkeit und Zeitpunkt des
Eintrittes der Schwangerschaft nach der Durchblasung in der folgenden
Tabelle 10 zu beantworten. (Siehe Tabelle 10.)

Wenn wir zunächst die Forderung berücksichtigen, von einer Unfruchtbarkeit erst nach Ablauf von 3 Jahren zu sprechen, was ja allerdings
seit Einführung der Durchblasung als Untersuchungsmethode nicht
mehr ganz gerechtfertigt ist, so sehen wir, daß von den 24 Fällen 17 als
wirkliche Unfruchtbarkeiten gelten können.

In 8 Fällen sind die Frauen erst nach Ablauf eines Jahres oder
noch später schwanger geworden. Niemand wird behaupten wollen,
daß hier die Schwangerschaft bloß infolge der Durchblasung eingetreten
ist. Dasselbe gilt wohl auch für die 5 Schwängerungen in der 2. Hälfte
des ersten Jahres. Dagegen hieße es aber doch die Skepsis zu weit treiben,
wenn man auch alle 12 Schwangerschaften, die innerhalb der ersten
6 Monate nach der Untersuchung eingetreten waren, als rein zufällige
Ereignisse ansehen wollte, zumal 11 davon sogar in die ersten 4 Monate
fallen. Dabei muß auch in Rechnung gezogen werden, daß selbst bei
sonst gut arbeitendem Sperma infolge der auf die Spitze getriebenen
Domestikation der species homo sapiens und der vielen dadurch bedingten Schädigungsmöglichkeiten (aufreibender Beruf, Nikotin, Kaffee,
Tee, Alkohol) nicht jeder Beischlaf vollwertigen Samen liefern dürfte.
Ich zweifle gar nicht daran, daß in einer Reihe von Fällen die Durchblasung als solche, auf welche Weise immer, für den Eintritt der
Schwangerschaft günstige Bedingungen geschaffen, kurz gesagt, heilend
gewirkt hat. Ich möchte aus der Zusammenstellung der Fälle, die ich
ausführlicher gestaltet habe, um jedem ein eigenes Urteil zu ermöglichen,
als Beispiele eines allem Anscheine nach ursächlich bedingten Zusammenhanges nur die Fälle 146, 227, 308, 295 und 78 besonders hervorheben.
Daneben erscheint mir bemerkenswert, daß von den 5 Schwangerschaften,
die mit Abortus geendet haben, 2 auf Frauen mit Hypoplasie des Genitales entfallen, und daß der einzige Fall von Tubargravidität eine Frau
betroffen hat, bei der entzündliche Veränderungen bei der ersten Untersuchung festgestellt worden waren.

Wenn ich nach dem Gesagten für einzelne Fälle in der Tat einen
ursächlichen Zusammenhang zwischen Durchblasung und Eintritt der
Schwangerschaft anzunehmen geneigt bin, so muß man doch sagen,
daß in Anbetracht der Durchgängigkeit der Eileiter die Durchblasung
wahrscheinlich mehr oder weniger nur durch die damit verbundene
Sondierung des Gebärmutterhalskanales günstig gewirkt hat.

Ganz anders dürften in dieser Hinsicht die Fälle zu beurteilen sein,
bei denen die zunächst verschlossenen Eileiter durchgängig geworden
waren. (Siehe Tabelle 11.)

Zunächst war ja schon immer aufgefallen, daß von dieser kleinen
Gruppe von 43 Fällen nicht weniger als 14 Frauen, das sind 32,6%,

Ergebnisse der Durchblasung

Tabelle 10. Schwanger gewordene —

Laufende Zahl	Sterilitäts-nummer	Sterilität		Genitalbefund				Dauer der Sterilität	
		prim.	sek.	normal	hypo-plastisch	Ent-zündung	Entzdg. und Hypopl.	Jahre	Monate
1	16	1			1			5	
2	20	1			1			3	
3	23		1	1				8	
4	29	1		1				3	
5	35	1		1				1	
6	43		1		1			5	
7	69	1		1				10	
8	78		1			1		4	
9	81		1	1				3	
10	141	1			1			2	
11	146		1	1				12	
12	148	1		1				2	
13	162	1				1		1	
14	167	1			1			4	
15	168		1			1		3	
16	172		1			1		3	
17	196	1		1				5	
18	227		1			1		6	
19	263	1			1			2	
20	295	1		1				4	
21	308	1				1		$4^1/_2$	
22	310	1				1		2	
23	340		1	1				3	
24	400	1		1				$2^1/_2$	

primär durchgängige — Fälle

| Schwanger geworden nach | | Ausgang der Schwangerschaft | | | | | Samenfäden | | | |
Jahren	Monaten	Geburt	Fehlgeburt	Frühgeburt	Tuberie	unbekannt	beweglich	unbeweglich	nicht vorhanden	nicht untersucht
$1\frac{1}{4}$		1								1
2			1							1
1		1								1
2		1								1
	9	1								1
3			1							1
	8	1					1			
	3	1								1
	10		1				1			
1		1								1
	1		1				1			
$1\frac{3}{4}$		1					1			
	6		1				1			
	10	1					1			
	2	1					1			
	4	1					1			
1		1						1		
	2			1			1			
	3	1					1			
	1	1								1
	2				1		1			
	4	1					1			
	1	1								1
	1	1								1

Tabelle 11. Schwanger gewordene — durchgängig gewordene Fälle

Laufende Zahl	Sterilitätsnummer	Durchgängig geworden			Sterilität		Genitalbefund				Dauer der Sterilität		Wie lange nach der Blasung schwanger gew.		Ausgang der Schwangerschaft					Samenfäden			
		beim Blasen	durch konserv. Behandlung	durch Operation	primär	sekundär	normal	hypoplastisch	Entzündung	Entzündung u. Hypoplasie	Jahre	Monate	Jahre	Monate	Geburt	Fehlgeburt	Frühgeburt	Tuberia	unbekannt	beweglich	unbeweglich	nicht vorhanden	nicht untersucht
1	44	1			1			1			7		3			1							1
2	49	1				1	1				10		$2\frac{1}{4}$					1					1
3	80	1				1				1	2			5		1							1
4	84	1			1		1				8			1	1					1			
5	89	1			1				1		5		$1\frac{3}{4}$		1								1
6	144	1				1			1		4		1		1								1
7	158	1			1				1		2		1		1					1			
8	164	1				1			1		5			3				1			1		
9	189	1				1	1				2		1			1							1
10	191	1			1			1			$2\frac{1}{2}$			5	1					1			
11	226			1	1		1				4			5	1					1			
12	241	1			1					1	4		$1\frac{1}{4}$		1					1			
13	328	1				1	1				5			5	1					1			
14	366	1				1	1				$1\frac{3}{4}$			3	1								1

schwanger geworden waren, also wesentlich mehr als von den Frauen mit von vornehereim durchgängigen Eileitern. Des weiteren hat sich gezeigt, daß von den Frauen, deren Eileiter durch unblutige Behandlung wegsam geworden waren, keine schwanger geworden ist, daß vielmehr mit einer Ausnahme nur solche Frauen schwanger geworden sind, bei denen sich das Freiwerden der Eileiter durch den ansteigenden Druck während des ersten Durchblasungsversuches hatte einwandfrei erkennen lassen.

Dieser Umstand, sowie die Tatsache, daß von den 14 Frauen 9 vier Jahre und länger unfruchtbar verheiratet gewesen waren, sprechen doch sehr dafür, daß die Beseitigung eines mechanischen Hindernisses für den Eintritt der Schwangerschaft das Entscheidende war. Inwieweit dabei die in jedem Falle durchgeführte Behandlung mit Diathermie, Heißluft, Moorpackungen und Umschlägen mitgeholfen haben mag, läßt sich natürlich nicht sagen. Immerhin muß man angesichts der Tatsache, daß von den Frauen, bei denen die Eileiter im Laufe einer derartigen Behandlung durchgängig geworden waren, keine einzige schwanger geworden ist, annehmen, daß dieser Unterstützung zumindest bei den in Frage stehenden Fällen keine wesentliche Bedeutung zukommt.

Leider haben bei weitem nicht alle Schwangerschaften zu dem erwünschten Ergebnis geführt. Dreimal ist es zur Fehlgeburt gekommen (in 2 Fällen hypoplastisches Genitale) und zweimal ist die Ansiedelung des befruchteten Eies im Eileiter erfolgt. Die Durchblasung hatte wohl den Weg freigemacht, aber die entzündlichen Veränderungen auf dem Wege hatten das Ei auf seiner Wanderung in die Gebärmutter aufgehalten.

Obwohl die Durchsicht der 38 Schwangerschaften mit großer Wahrscheinlichkeit annehmen läßt, daß die einmalige zum Zwecke der Aufklärung der Unfruchtbarkeit vorgenommene Durchblasung der Eileiter für den Eintritt der Schwangerschaft in dem einen oder andern Fall entscheidend gewesen sein dürfte, muß ich meinen Standpunkt, wie schon erwähnt, dahin festlegen, daß ich eine wiederholte Durchblasung zur Öffnung der verschlossenen Eileiter im Sinne einer Behandlung ablehne. Dazu bestimmt mich vor allem die Beobachtung, daß sich gerade unter den schwangergewordenen Frauen nur ganz wenige befinden, die aus diagnostischen Gründen mehrmals untersucht worden waren. Von den vielen Frauen mit verschlossenen Eileitern, die zum Teil fünf- und sechsmal durchgeblasen worden sind, hat die wiederholte Untersuchung nie zur Lösung des Verschlusses oder zur Schwangerschaft geführt. Ich habe mit einem Worte nichts gesehen, was die Vorstellung rechtfertigen würde, daß die konservative Behandlung einen Verschluß gelockert und dessen Beseitigung durch eine folgende Durchblasung vorbereitet hätte. Schließlich darf nicht vergessen werden, daß, wenn sich dies auch im allgemeinen vermeiden läßt, gelegentlich doch einmal eine Frau geschädigt werden kann.

Graff, Unfruchtbarkeit   6

Die Durchblasung ist aber für die Aufklärung der Unfruchtbarkeit und die Voraussage so wertvoll, daß man
alles vermeiden sollte, was sie in Verruf bringen könnte.

Ergebnisse der Samenuntersuchung

„Jede kritische Bewertung der weiblichen Sterilität und vollends
jedes therapeutische Vorgehen ohne Kenntnis der Zeugungsfähigkeit
des Mannes muß heute als ein schwerer und unentschuldbarer Fehler
bezeichnet werden." Ich stelle diesen der Arbeit Nürnbergers über
die Sterilität entnommenen Satz an die Spitze dieses Abschnittes, weil
in diesem Punkte, dessen Bedeutung seit den Arbeiten von Noeggerath,
Bumm, Winter und anderen doch wahrhaftig Allgemeingut aller Ärzte
sein sollte, bewußt oder unbewußt immer wieder gesündigt wird. Leider
ist es nicht immer möglich, eine Spermauntersuchung durchzusetzen.
So dort, wo die Frau von auswärts zur Untersuchung kommt und dann
in den vielen Fällen, wo dieses Verlangen vom Ehemann mit mehr oder
weniger Berechtigung einfach verweigert oder sogar mit Entrüstung
zurückgewiesen wird. Man darf wohl mit Recht annehmen, daß in
manchen dieser Fälle, namentlich wenn die Untersuchung der Frau keine
erkennbare Ursache der Unfruchtbarkeit ergeben hat, das ablehnende
Verhalten des Mannes im Bewußtsein eigener Schuld begründet sein dürfte.
Ich brauche wohl nicht erst zu versichern, daß wir uns nie zu einem
Eingriff entschlossen haben, ohne uns von dem Vorhandensein beweglicher
Spermatozoen überzeugt zu haben. Ich bin in der letzten Zeit noch
einen Schritt weitergegangen und habe womöglich auch die Vornahme
der Durchblasung von einer vorherigen Spermauntersuchung abhängig
gemacht. Unsere Bemühungen sind insoferne von Erfolg gekrönt gewesen,
als es uns gelungen ist, in mehr als der Hälfte der Fälle Samenbefunde
zu erlangen. Für die Gewinnung des Samens haben wir uns ausschließlich
des Coitus condomatus bedient, da die manchmal empfohlene Entnahme
des Samens aus dem hinteren Scheidengewölbe zu unverläßlich ist.
In vielen Fällen ist der Samen längst abgeflossen, so daß man überhaupt
keine Spermatozoen findet, ohne daraus die Diagnose einer Azoospermie
ableiten zu dürfen, und wenn man ja Spermatozoen findet, so sind die
oft unter dem Einflusse des sauren Scheidensekretes unbeweglich geworden, so daß man weder bezüglich ihrer Zahl, noch ihrer ursprünglichen
Beweglichkeit etwas aussagen kann. Wenn Alfieri gerade deshalb
die vaginale Spermaentnahme bevorzugt, weil man dadurch in die Lage
versetzt werde, gegebenenfalls spermatizide Wirkungen des Scheidensekretes zu erkennen, so kann ich ihm darin nicht folgen. Selbst wenn
die Tatsache der Unbeweglichkeit der in der Scheide gefundenen Spermatozoen irgendwelche Schlüsse auf das Vorhandensein feindlicher Stoffe
in der Scheide erlauben sollte, würde dies doch nicht die Möglichkeit
des Eindringens einzelner Samenfäden in die Cervix unmittelbar nach
der Ejakulation ausschliessen.

Im allgemeinen kommen die Spermaproben 2 bis 4 Stunden nach der Kohabitation zur Untersuchung. In der Mehrzahl der Fälle, in denen die Spermatozoen keine Bewegung mehr haben erkennen lassen, war die mikroskopische Besichtigung erst nach einem längeren Zwischenraum möglich gewesen, doch waren gelegentlich auch noch nach 6 Stunden bewegliche Samenfäden nachzuweisen. Als Besonderheit sei ein Fall erwähnt, in dem ich noch 20 Stunden nach der ersten Untersuchung in einer Samenprobe, die offen im Laboratorium gestanden war, einzelne gut bewegliche Spermatozoen gefunden habe.

Tabelle 12. Samenbefunde

Gesamtzahl der Samenbefunde	Bewegliche Spermatozoen	Unbewegliche Spermatozoen	Keine Spermatozoen
200	159	21	20

Nach der Zusammenstellung der Samenbefunde hatten wir nur mit 10% Azoospermie und in 10% mit unbeweglichen Spermatozoen zu rechnen, gegenüber 80% wohlgebildeter beweglicher Samenfäden, also einem über Erwarten günstigen Ergebnis, um so mehr, als das Fehlen der Beweglichkeit noch lange keinen Beweis für die Untauglichkeit des Samens bildet. Dabei darf allerdings nicht vergessen werden, daß diese Statistik kein Bild der absoluten Häufigkeit der Spermafehler gibt, da sich gerade unter den Männern, die die Untersuchung verweigert haben, wie schon angedeutet, viele finden dürften, bei denen das Sperma nicht in Ordnung ist. Immerhin ist es erlaubt, Vergleiche mit dem aus dem Schrifttum errechneten Durchschnittswerten anzustellen, da sie naturgemäß mit demselben Fehler behaftet sind. Nürnberger nimmt an, daß in einem Drittel aller kinderlosen Ehen der Mann unmittelbar, also auf Grund des Samenbefundes als der schuldige Teil anzusprechen ist und in einem weiteren Drittel der Fehler mittelbar, dadurch daß er die Frau angesteckt hat. Unsere Zusammenstellung, die natürlich nur einen Schluß erlaubt, inwieweit der Mann unmittelbar anzuschuldigen ist, ergibt dem gegenüber in nur einem Zehntel der Fälle Zeugungsunfähigkeit des Mannes als Sterilitätsursache. Selbst wenn wir, was vollkommen falsch wäre (siehe Tabelle 14), schon das Fehlen der Beweglichkeit allein als Ursache einer Zeugungsunfähigkeit werten wollten, würden wir noch immer mit 20% Samenfehlern unter dem Durchschnitt bleiben. Zu ähnlich günstigen Ergebnissen ist auch Christensen gekommen, der unter 220 Fällen nur 5% Impotenz gefunden hat, sowie Rongy und Rosenfeld, die die Verminderung der Samenfehler als Sterilitätsursache von 25% auf 10% in ihren Fällen besonders hervorheben. Leider erscheint die dadurch erweckte Hoffnung, schon jetzt eine allgemeine Abnahme der Geschlechtskrankheiten, insbesondere der Gonorrhoe annehmen zu dürfen, was ja bei der weitgehenden Gesundung der gesamten Jugenderziehung nur eine Frage der Zeit ist, noch verfrüht, wenn man liest, daß Mackiny, der für Hirst Cooke die Samenuntersuchungen bei den Ehemännern vorgenommen hat, Azoospermie in 27%, Azoospermie, Oligozoospermie, sowie Störungen, Beweglichkeit zusammen in 47,6% der Fälle, also reichlich doppelt soviel Samenfehler hat feststellen können wie wir.

Was des näheren die Beziehungen zwischen Samenbefund und Eileiterdurchgängigkeit betrifft so entfallen von den 21 Männern mit Azoospermie nicht weniger als 17 auf Frauen, bei denen die Eileiter frei waren. Bezogen auf die Gesamtheit aller 210 Frauen mit von vorneherein durchgängigen, beim Durchblasen oder nachträglich durchgängig gewordenen Eileitern heißt das soviel, daß in 8,5% allem Anscheine nach die Unfruchtbarkeit ausschließlich auf einen Samenfehler zurückzuführen war. Weit größer war die Zahl der Fälle, in denen bei normal gebildeten beweglichen oder unbeweglichen Samenfäden die Undurchgängigkeit der Eileiter die Schwängerung verhindert hat. (Siehe Tabelle 13.)

Es sind dies im ganzen 65 Fälle. Sehen wir genauer zu, was bei diesen Frauen zum Verschluß der Eileiter geführt hat: In 35, also mehr als der Hälfte der Fälle, handelt es sich um Entzündungen, die nach einer Schwangerschaft aufgetreten waren; dabei zeigt sich wieder die wesentlich höhere Beteiligung der frühzeitig unterbrochenen Schwangerschaften (21 Fehlgeburten) gegenüber den Geburten am Ende (12 Fälle). In 30 Fällen muß, da keine Schwangerschaft vorausgegangen war, mit einer gewissen Wahrscheinlichkeit eine Gonorrhoe als Ursache angenommen werden, die wohl auch bei einem Teil der Wochenbettentzündungen mitgespielt haben dürfte. Trotz der Berechtigung dieser Annahme halten wir uns im einzelnen Falle zur Diagnose einer Gonorrhoe als Sterilitätsursache nur dann für berechtigt, wenn es uns wirklich gelungen ist, Gonokokken im Ausstriche nachzuweisen, und würden niemals wagen, dieses Schuldurteil des Mannes auszusprechen, ohne dafür diesen untrüglichen Beweis zu besitzen.

Während wir bei der Gruppe der Samenfehler ohne jeden Zusatz die Schuld an der Unfruchtbarkeit dem Manne geben dürfen, liegen die Verhältnisse für diese Gruppe ganz anders. Wohl ist der Eileiterverschluß die gegenwärtige Ursache der Unfruchtbarkeit, aber die Schuld an deren Zustandekommen trifft auch hier zum großen Teil den Mann, der die Frau infiziert und damit zum Krüppel in des Wortes traurigster Bedeutung gemacht hat, während er selbst leichten Kaufes davongekommen ist. Dessen sollte sich jeder Arzt bewußt sein, wenn, wie es oft geschieht, der Mann in einer unfruchtbaren Ehe sich als Märtyrer gebärdet, das Mitleid des Arztes anruft und gewissermaßen das Verlangen stellt, man solle seine Absicht gutheißen, die eheliche Gemeinschaft angeblich wegen der infolge der Schuld der Frau bestehenden

Tabelle 13. Tubenverschluß als Sterilitätsursache bei vorhandenen Samenfäden

| | Gesamtzahl | Spermatozoen, beweglich | Spermatozoen, unbeweglich | Normaler Genitalbefund | Reine Entzündung | Reine Hypoplasie | Hypoplasie und Entzündung | Ausgang der letzten Gravidität bei sekundär Sterilen | | | | | |
								Geburt	Frühgeburt	Tubaria	Fehlgeburt	einzige Fehlgeburt	künstliche Unterbrechung
Primäre Sterilitäten	30	24	6	8	16	2	4	—	—	—	—	—	—
Sekundäre Sterilitäten	35	30	5	6	28	—	1	12	2	—	5	13	3
Gesamtzahl...	65	54	11	14	44	2	5	—	—	—	—	—	—

Kinderlosigkeit zu lösen. Es ist die hohe Pflicht des Arztes, wenn jemals, dann gerade in diesem Falle als Anwalt für die Sache derjenigen einzutreten, die ihm ihr Vertrauen geschenkt und ihm ihre tiefe Not offenbart hat.

Während bei nachgewiesenem Samenfehler einerseits, Eileiterverschluß anderseits, die Frage nach der Ursache der Unfruchtbarkeit durch das Ergebnis der Untersuchung klar beantwortet wird, stehen wir dort, wo die Untersuchung von Mann und Frau normale Verhältnisse ergeben hat, vielfach vor verschlossenen Türen, so daß es sich wohl verlohnt, diese Fälle als besondere Gruppe zu besprechen.

Unfruchtbarkeit bei durchgängigen Eileitern und Vorhandensein wohlgeformter Samenfäden

Die Zusammenstellung in Tabelle 8 hat ergeben, daß von den Frauen mit durchgängigen Eileitern 14,4% Aussicht haben, schwanger zu werden. Die gleichzeitige Berücksichtigung der Samenuntersuchung ermöglicht eine genauere Voraussage und verbessert sie, indem, wie aus der Tabelle 14 ersichtlich ist, von den Paaren mit offenen Eileitern bzw. gesunden Samen, rund 15,1%, bei Zusammenfassung der von vorneherein durchgängigen und durchgängig gewordenen Fälle rund 20% Aussicht haben, schwanger zu werden. (Siehe Tabelle 14.)

An der Spitze stehen auch in dieser Zusammenfassung wieder die Frauen mit ursprünglich verschlossenen, beim Durchblasen durchgängig gewordenen Eileitern mit 31% Schwangerschaften. Ich wiederhole, daß wir bei der Samenuntersuchung nur das Vorhandensein oder gänzliche Fehlen von Samenfäden berücksichtigt haben, da die Zahl derselben und nochmehr der Grad der Beweglichkeit von rein äußerlichen Verhältnissen abhängt und zudem bei verschiedenen Untersuchungen desselben Mannes großen Schwankungen unterworfen sein kann. So ist 1mal Schwangerschaft bei ausgesprochener Oligozoospermie eingetreten, und 2mal, obwohl die allerdings zahlreichen Samenfäden schon 1½ Stunden nach dem Verkehr vollkommen unbeweglich geworden waren.

Wenn nun auch die Aussichten für das Zustandekommen einer Schwangerschaft bei durchgängigen Eileitern und Vorhandensein von Spermatozoen verhältnismäßig günstig sind, so bleiben nach Abzug der 20% schwanger gewordenen Frauen noch immer 80 von Hundert, bei denen trotz anscheinend günstigster Vorbedingungen die Schwangerschaft dauernd ausbleibt.

Es ist nicht meine Absicht und liegt auch gar nicht im Rahmen dieser Arbeit, alle zur Erklärung dieser anscheinend unbegründeten, besser, bisher unergründeten Fälle von Unfruchtbarkeit herangezogenen Theorien und Möglichkeiten zu erörtern. Ich will nur auf einzelne

Tabelle 14. Eileiter durchgängig, Samenfäden vorhanden

	Gesamt-zahl	Primär steril	Sekundär steril	Schwan-ger ge-worden	Schwanger ge-worden in %	Sperma-tozoen, beweg-lich	Sperma-tozoen, unbe-weglich	Normaler Genital-befund	Reine Ent-zündung	Reine Hypo-plasie	Hypo-plasie und Ent-zündung
Primär durch-gängig	86	44	42	14	15,1	80	6	35	29	14	8
Durchgängig geworden	29	16	13	9	31,0	25	4	11	10	1	7
Gesamtzahl..	115	60	55	23	20,0	105	10	46	39	15	15

Fragen eingehen, zu denen ich auf Grund eigener Beobachtungen Stellung nehmen kann, und zu zeigen versuchen, in welcher Richtung weitere Untersuchungen sich zu bewegen hätten.

So hat man von jeher einer Änderung der engeren Umgebung und des Klimas eine gewisse, den Eintritt einer Schwangerschaft begünstigende Rolle zugeschrieben. Barton Cooke Hirst berichtet, um nur ein Beispiel zu nennen, von einem amerikanischen Ehepaar, das im Laufe einer mehrjährigen sterilen Ehe nichts unversucht gelassen hatte, ein Kind zu bekommen. Während eines kurzen Aufenthaltes in England ist die Frau schwanger worden. Die Hoffnung, daß mit dieser ersten Geburt das Eis gebrochen sein werde, hat sich jedoch nicht erfüllt. Wieder sind einige Jahre ohne Schwangerschaft vergangen und erst gelegentlich einer neuerlichen Reise nach England ist eine solche pünktlich wieder eingetreten. Ich selbst habe im Laufe der letzten Jahre in 3 Fällen nach 6-, 12- und 16jähriger Unfruchtbarkeit die langersehnte Schwangerschaft gelegentlich eines 1 bis 4 Wochen dauernden Gebirgsaufenthaltes in 1700 m Höhe eintreten sehen. Da die Gegend reich an möglicherweise radioaktiven Moorwiesen ist, könnte an eine Radiumwirkung ähnlich der der Gasteinerquellen oder der Franzensbader Moorkuren gedacht werden, wogegen allerdings der Umstand spricht, daß es sich zweimal um Winteraufenthalte bei Schneelagen von 1 bis 2 m gehandelt hat. Meiner Ansicht nach ist der günstige Einfluß des Milieu- und Klimawechsels vor allem in der damit verbundenen Unterbrechung des aufreibenden Berufslebens, in dem körperlichen und geistigen Ausruhen, möglicherweise auch in der Einschränkung des Nikotin und Alkoholmißbrauches gelegen. Ich halte es auf Grund meiner persönlichen Erfahrung für durchaus empfehlenswert, in entsprechenden Fällen einen Versuch in diesem Sinne zu machen, bei dem es sich wohl in erster Linie um die Hebung der potentia generandi handeln dürfte.

Weiters kommt zweifellos Änderungen in deren inneren Sekretion eine gewisse Bedeutung zu. Ich denke dabei nicht an die selbstverständlich endokrin bedingte Unterentwicklung des weiblichen Geschlechtsapparates, sowie die Erfolge der Organotherapie, selbst wenn sie manchmal auch nur unspezifisch gewirkt haben mögen, sondern vor allem an die merkwürdigen Fälle unerwarteter Schwängerungen nach besonders lange dauernder Sterilität nahe oder nach dem 40. Lebensjahr, für die ich zwei Beispiele folgen lasse:

In dem ersten Falle handelt es sich um eine Frau von 42 Jahren, die nach 16jähriger Ehe mit 39 Jahren zum ersten Male schwanger geworden ist. Diese Schwangerschaft hat mit spontaner Fehlgeburt im 3. Monate geendet. Nach weiteren 3 Jahren neuerliche Schwangerschaft, die zur Geburt eines reifen Kindes von 3500 g geführt hat. Es war nie versucht worden, die (erwünschte) Schwangerschaft irgendwie zu verhindern.

Der zweite Fall, der auch vom diagnostischen Standpunkt bemerkenswert ist, betrifft eine Frau von 46 Jahren, die 22 Jahre steril verheiratet war, bei der vor 16 Jahren eine Eierstockcyste entfernt worden war.

Schon damals war sie darauf aufmerksam gemacht worden, daß sich möglicherweise einmal auch aus dem bei der Operation unverändert befundenen Eierstock der anderen Seite eine Cyste entwickeln könne. Dies schien zu der Zeit eingetreten zu sein, als die Frau mich wegen langsamer, aber stetiger Zunahme des Bauchumfanges aufgesucht hat, in der Absicht, sich operieren zu lassen, um voll leistungsfähig zu sein, da sie im Begriffe war, angesichts der Aussichtslosigkeit, selbst Mutter zu werden, ein Kind zu adoptieren. Die Untersuchung hat eine Schwangerschaft von 8 Monaten ergeben, die mit der Geburt eines kräftigen Knaben geendet hat. Dem Ausbleiben der Menstruation hatte die Frau in Anbetracht ihres Alters keine weitere Bedeutung zugemessen.

Wie sollen wir uns nun das späte Eintreten der Schwangerschaft in diesen, wie den vielen hieher gehörigen Fällen erklären? Im allgemeinen nehmen wir ja wohl für eine bestimmte Gruppe von alten Erstgebärenden an, daß Unzulänglichkeiten in der Tätigkeit des Eierstockes und anderer innerer Drüsen, die sich langsam unter der Wirkung des regelmäßigen Geschlechtsverkehres oder anderer äußerer Umstände bessern, die Schwängerung bis dahin verhindert hatten. Wir stellen uns vor, daß solche Frauen in langsamer Fortentwicklung erst spät die volle Empfängnisfähigkeit erreichen.

Es ist nun mehr als fraglich, ob diese Annahme auch auf jene Frauen angewendet werden darf, die ein Alter erreicht haben, das unbedingt schon unter dem Zeichen der endokrinen Un- und Umordnung bzw. Rückbildung steht. Neben diesen Rückbildungsvorgängen in dieser Zeit besteht aber eine für das klimakterische und präklimakterische Alter bezeichnende besondere Neigung zu proliferativen Wachstumsvorgängen und Veränderungen in der Schleimhaut der Gebärmutter, sowohl dem drüsigen Anteil, als auch dem bindegewebigen Stroma, die der prämenstruellen Decidua außerordentlich ähnlich sind, worauf Schiller hingewiesen hat, und die als Ausdruck einer, wenn auch nur vorübergehend gesteigerten Wachstumsenergie aufgefaßt werden müssen. Vielleicht ist die Vorstellung nicht ganz von der Hand zu weisen, daß in besonderen Fällen die Gebärmutterschleimhaut eben erst durch diese Proliferation, obwohl sie im Grunde genommen ein Symptom im vielgestaltigen Bilde der Involution ist, einen Entwicklungsgrad erreicht, der sie zum ersten Male im Leben dieser Frau zur Aufnahme eines befruchteten Eies befähigt. Auch Kermauner hat (mündl. Mitteilung) bei einer 39jährigen Frau „Heilung" einer 12 Jahre bestehenden Kinderlosigkeit erlebt nach dreiwöchigem Aufenthalt am Wörthersee (Kärnten). Er denkt an eine Umstimmung des vegetativen Nervensystems, vielleicht auch der endokrinen Organe. Eine auffallende, bis gegen Ende der Schwangerschaft nicht beeinflußbare Darmstörung spricht wohl in diesem Sinne.

Neben rein äußeren Einflüssen und Änderungen der inneren Sekretion mag vielleicht die Spermaresorption bei ungeklärter Unfruchtbarkeit eine Rolle spielen. Daß es durch Spermainjektionen zur Bildung von spezifischen spermatoxischen Stoffen kommt, wissen wir aus den Untersuchungen von Metschnikoff sowie Landsteiner und Dunbar.

Savini und unabhängig von ihm Venema konnten durch subkutane und intraperitoneale Spermainjektion Spermaimmunität, das heißt vorübergehende Sterilität erzielen, eine Feststellung, die dann von Dittler eingehend bearbeitet worden ist. Er konnte dabei unter anderem beobachten, daß im hängenden Tropfen die Spermafäden im Serum des Immuntieres schon 6 bis 8 Tage nach Beginn der Behandlung viel rascher ihre Beweglichkeit verlieren und agglutiniert werden, als im Serum eines unbehandelten Tieres. Wurde die Spermazufuhr unterbrochen, so bildete sich nach einiger Zeit die Spermaimmunität zurück. Nach Vogt hat van der Dyck ein ähnliches Verhalten beim Menschen nachgewiesen. Waldstein und Eckler wieder haben als erste mit Hilfe des Abderhaldenschen Dialysierverfahrens sichergestellt, daß bei der Kohabitation Sperma parenteral aufgenommen wird. Schon 24 bis 48 Stunden nach dem Sprung waren im Serum des belegten Tieres Abbaufermente gegen Spermaeiweiß nachzuweisen.

Damit ist die Beweiskette geschlossen, daß die Spermaaufnahme auf dem Wege des Geschlechtsverkehres unter Umständen zu Vergiftungserscheinungen — wie dies Mayer für die Eklampsie, Greil ganz allgemein für alle Toxikosen annimmt — oder zu Unfruchtbarkeit führen kann. Beobachtungen, wie die so häufig sofort nach der ersten Kohabitation eintretende Befruchtung und späteres Ausbleiben derselben trotz fortgesetzten Verkehres, erfolgreicher Verkehr nach längerer Abstinenz (Kriegsschwangerschaften), die professionelle Unfruchtbarkeit der Prostituierten, soweit sie nicht durch genitale Infektion bedingt ist, all das sind Dinge, die entschieden dafür sprechen, daß in gewissen Fällen die Unfruchtbarkeit als Folge einer Spermaimmunität aufgefaßt werden kann. Von diesem Standpunkte aus empfiehlt es sich in allen Fällen von Sterilität unbekannter Ursache einen Versuch mit einer mindestens 1 bis 2 monatlichen Abstinenz zu machen, wobei unter Umständen die dadurch bedingte Ruhepause für die männliche Keimdrüse unterstützend wirken mag.

In vielen Fällen genügt indes die Annahme der durch zu häufigen Geschlechtsverkehr erworbenen Spermaimmunität nicht. Es sind dies die Fälle, wo nach Trennung oder auch noch während des Bestehens einer unfruchtbaren Ehe beide Eheleute mit einem anderen Partner erfolgreich verkehren. Ich erinnere hier an den klassischen Fall, über den Hirst berichtet, in dem zwei Brüder, beide steril verheiratet, einen Wahlfahrtsort aufgesucht haben. Auf einer Poststation — die Sache hat in Rußland gespielt — kommt es durch eine merkwürdige Verquickung von Umständen dazu, daß jeder von beiden mit der Frau des anderen verkehrt, mit dem Erfolg, daß beide Frauen sofort schwanger werden. In diesen sowie den Fällen, wo auch die ersten Kohabitationen, zu einer Zeit also, wo eine erworbene Spermaimmunität nicht gut angenommen werden kann, trotz scheinbar günstigster Bedingungen zu keiner Schwängerung führen, kann man annehmen, daß eine ganz persönliche humorale Gegensätzlichkeit zwischen beiden Teilen besteht. Ich habe von diesem Gesichtspunkt aus in Fällen, wo auch nach langer dauernder Abstinenz und Erschöpfung aller physikalischen und medikamentosen Behandlungsmöglichkeiten kein Erfolg zu erzielen war, den Versuch gemacht, den Organismus des Mannes gegen die möglicherweise bei der Frau vorhandenen, seinem Sperma feindlichen Stoffe zu immunisieren. Dabei bin ich so vorgegangen, daß ich der Frau durch Venaepunktion mit einer Spritze 20 cm³ Blut entnommen und dem Manne intramuskulär injiziert habe. Bisher habe ich in den allerdings nicht sehr zahlreichen Fällen keinen Erfolg gesehen. Die Hauptschwierigkeit liegt vor allem darin, daß die wenigsten Männer, die zwar jederzeit damit einverstanden waren, an der Frau zur Beseitigung der Unfruchtbarkeit jede beliebige Operation vornehmen zu lassen, soviel Selbstlosigkeit aufzubringen imstande sind, sich die doch mindestens in 3 bis 4 tägigen Intervallen notwendigen 6 bis 8 Bluteinspritzungen machen zu lassen. Dabei könnte man auf zweierlei Weise versuchen, Anhaltspunkte für den Eintritt einer durch die Immunisierung bedingten Umstimmung zu erhalten; durch wiederholte Beobachtung des Samens im hängenden Tropfen nach Zusatz von Serum der Frau, und dann durch fortlaufende Blutgruppenbestimmungen.

Mein Material ist noch viel zu klein und wird auch in Anbetracht der geringen Begeisterung der kinderlosen Väter für diese Behandlung nur langsam zunehmen, als daß sich über die Gangbarkeit dieses Weges schon jetzt etwas sagen ließe. Wenn ich trotzdem über diese Versuche berichte, so geschieht es in erster Linie, um andere zur Mitarbeit in gleicher Richtung anzuregen.

Abgesehen von der Verwertung der Blutgruppenbestimmung als Indikator im Laufe einer derartigen Immunisierungsbehandlung besteht die Hoffnung, durch ihre regelmäßige Durchführung vielleicht manchen ungeklärten Fall von Unfruchtbarkeit dem Verständnis näher zu bringen. Nach Vogt hat van der Dyck als erster die Vermutung ausgesprochen, daß gewisse kinderlose Frauen der Gruppe angehören könnten, deren Serum die roten Blutkörperchen aller anderen Gruppen agglutiniert, ähnlich dessen Verhalten dem Spermatozoen gegenüber. So einfach liegen nun anscheinend die Verhältnisse nach L. Hirszfeld und dessen Mitarbeitern nicht, aus deren Untersuchungen indes hervorzugehen scheint, daß die homospezifischen Kinder, das heißt Kinder derselben Blutgruppe wie die Mutter, sich günstiger entwickeln als heterospezifische, das heißt solche mit einer anderen Blutgruppe als die Mutter, wobei dieser ungünstige gegenseitige Einfluß vorläufig nur für die Gruppen A und O als erwiesen angesehen werden kann. Hirszfeld und Zborowski haben in weiterer Verfolgung dieser Frage die außerordentlich bedeutungsvolle Feststellung gemacht, daß bei der Kreuzung Vater AB mit Mutter O die Entwicklung der die Gruppe des Vaters tragenden Früchte erschwert ist. Von 73 Kindern aus den Ehen Vater O, Mutter AB wiesen 17, das ist 23,3%, die Gruppe AB auf. Von 27 Kindern aus Ehen Vater AB, Mutter O enthielt kein einziges die Gruppe AB. In dem gesamten eigenen und aus dem Schrifttum gesammelten Material der Autoren fanden sich überhaupt nur 4 Kinder AB aus Müttern O.

Des weiteren hat Schneider bei der Gruppenbestimmung von 7 Eklam-
psiefällen 4mal bei der Mutter die Gruppe O, beim Kinde die Gruppe AB
gefunden. Diese Ergebnisse erwecken in der Tat den Eindruck, daß
die Austragung von AB-Kindern durch Mutter O nur sehr selten und
wenn, dann nur unter schweren Störungen der Schwangerschaft möglich
ist. Es muß demnach mit der Möglichkeit gerechnet werden, daß eine
Unfruchtbarkeit auf serologischer Unverträglichkeit beruhen kann. Voraussetzung ist dabei allerdings, daß die Überlegungen von Hirszfeld
richtig sind und sich die merkwürdige Erscheinung nicht auf andere
Weise — ich denke dabei an die Bernsteinsche Regel über die
Vererbung der Blutstruktur des Menschen — erklären läßt, was weiteren
Beobachtungen vorbehalten bleiben muß.

Bei weiteren Untersuchungen über die Ursachen der Unfruchtbarkeit und deren Bekämpfung wird jedenfalls dem Nachweis
spermatoxischer Stoffe in dem Serum der Frau und deren
Unschädlichmachung, vielleicht durch aktive Immunisierung,
sowie der Blutgruppenuntersuchung von Mann und Frau die
größte Aufmerksamkeit geschenkt werden müssen. Wir dürfen hoffen,
auf diese Weise unter ständiger Mitwirkung der Eileiterdurchblasung,
welche durch die Sichtung der Fälle die Schaffung einer für derartige
Untersuchungen unbedingt notwendigen Grundlage überhaupt erst
ermöglicht hat, in den Fragen der Ursachen, der Voraussage und der
Behandlung der unfruchtbaren Ehen ein gutes Stück vorwärtszukommen.

Zusammenfassung

Wenn ich unsere Erfahrungen auf Grund der 376 unter Zuhilfenahme der Eileiterdurchblasung nach Rubin untersuchten Fälle kurz
zusammenfasse, so ergibt sich zunächst von neuem die überragende
Bedeutung entzündlicher Veränderungen als Sterilitätsursache.

Dank der Eileiterdurchblasung konnte festgestellt werden, daß in
56 % aller untersuchten Fälle Undurchgängigkeit der Eileiter besteht.
Bei Frauen, bei denen Entzündungsreste schon durch die Untersuchung
nachgewiesen werden konnten, erreicht die Zahl der Eileiterverschlüsse
sogar 70%.

Bei den sekundären Sterilitäten zeigte sich in erschreckender
Weise die verderbliche Wirkung der vorzeitigen Unterbrechung der
Schwangerschaft, indem die letzte Schwangerschaft, deren Folgen mit
großer Wahrscheinlichkeit für die Unfruchtbarkeit verantwortlich zu
machen waren, in 65% der Fälle mit einer Fehlgeburt geendet hatte,
gegenüber nur 32% Schwangerschaften am Termin oder Frühgeburten.
In 54%, also mehr als der Hälfte, hatte eine einzige künstliche Fehlgeburt die Empfängnisfähigkeit für alle Zeiten
vernichtet.

Angesichts der Häufigkeit von Eileiterverschlüssen als Ursache der Unfruchtbarkeit sollte in allen unklaren Fällen, dort wo auch nur der geringste Verdacht eines mechanischen Hindernisses besteht, eine Durchblasung vorgenommen werden.

Die Durchblasung ist als ungefährlich zu bezeichnen, wenn bei ihrer Ausführung die aus den Erfahrungen gewonnenen Anzeigen und namentlich Gegenanzeigen auf das peinlichste berücksichtigt werden.

Sie gehört in die Hand des gewissenhaften Facharztes. Ihre Verwendung in der allgemeinen Praxis ist nicht zu empfehlen.

Die Ergebnisse der Durchblasung haben sich bei der von Rubin ursprünglich angegebenen Art der Ausführung auf Grund von 33 durch Bauchschnitt nachgeprüften Fällen sowie auf Grund der Feststellung, daß keine von den 209 Frauen mit undurchgängigen Eileitern schwanger geworden ist als verläßlich erwiesen.

In der Erkennung dieser wichtigsten Ursache der Unfruchtbarkeit leistet die Eileiterdurchblasung mehr als die gewöhnliche Untersuchung, indem sie entgegen der durch den Tastbefund begründeten Annahme eines Tubenverschlusses in 36,3% freie Eileiter ergeben hat, während sich 16% aller Eileiterverschlüsse bei Frauen mit vollkommen normalem Tastbefund vorgefunden haben.

Die Möglichkeit, einen Eileiterverschluß feststellen zu können, ist nun von größter Bedeutung für die Voraussage: Von den 166 Frauen mit verschlossenen Eileitern ist keine schwanger geworden gegenüber 14,4% Schwangerschaften bei durchgängigen und 41,9% bei den Frauen, deren vorher verschlossene Eileiter sich anscheinend unter dem Druck des einströmenden Gases geöffnet haben.

Für die Behandlung ergibt sich aus dem Nachweise eines Eileiterverschlusses die Zwecklosigkeit aller Eingriffe, die eine Erweiterung des Muttermundes und Halskanales oder Lageverbesserungen der Gebärmutter zum Ziele haben. An ihre Stelle haben neben dem Versuche einer unblutigen, aufsaugenden, den Verschluß lösenden Behandlung die Salpingostomie oder der Versuch einer Einpflanzung des Eileiters in die Gebärmutter zu treten.

Der Umstand, daß es nur elfmal unter 209 Fällen gelungen ist, das Freiwerden der Eileiter durch konservative Behandlung zu erreichen, zeigt, daß die Aussichten derselben bei länger zurückliegenden entzündlichen Erkrankungen äußerst gering sind. Man wird sich in solchen Fällen also in Zukunft viel früher dazu entschließen dürfen, zu einer operativen Behandlung zu raten.

Das Studium der 38 Fälle, bei denen es zur Schwangerschaft gekommen ist, berechtigt zu der Annahme, daß in einer Reihe derselben die Durchblasung als solche heilend gewirkt hat.

Die wiederholte Durchblasung im Sinne einer Heilbehandlung muß wegen der immerhin möglichen Schädigung der Frau abgelehnt werden, um so mehr, als in allen Fällen, in denen man den Eindruck eines ursächlichen Zusammenhanges gewinnen konnte, die Schwangerschaft nach der ersten und einzigen Durchblasung eingetreten war.

Die Samenuntersuchungen bei 200 Fällen haben nur in 10% Azoospermie und 10% unbewegliche, aber gut ausgebildete Samenfäden ergeben, dagegen in 80% zahlreiche bewegliche Spermatozoen.

Bei durchgängigen Eileitern und Vorhandensein von Spermatozoen
(gleichgültig, ob beweglich oder unbeweglich) war es in 20% der Fälle
zur Schwangerschaft gekommen, 80% der Frauen sind trotz diesen
scheinbar günstigsten Verhältnissen unfruchtbar geblieben.

Als Ursache der Unfruchtbarkeit in diesen 80% sind äußere
Lebensverhältnisse, Klima und Störungen der inneren Sekretion in
Erwägung zu ziehen.

Mehr Beachtung, als bisher, ist der Spermaimmunität zu
schenken, sowohl der erworbenen als auch einer ursprünglichen persönlichen Spermafeindlichkeit der Körpersäfte der Frau gegen die
Samenfäden eines bestimmten Mannes, die sich vielleicht durch aktive
Immunisierung des Mannes mit dem Vollblute der Frau bekämpfen
lassen könnte.

Das Studium dieser Frage sowie der nach Untersuchungen von
Hirszfeld möglicherweise als Hindernis für die Empfängnis in Betracht
kommenden serologischen Unverträglichkeit vom Gesichtspunkt der Blutgruppenzugehörigkeit ist für die nächste Zukunft
der Weg, auf dem ein Fortschritt in der Erforschung und vielleicht
auch der Heilung der Unfruchtbarkeit zu erwarten ist.

Literaturverzeichnis

Albrecht: Verhandl. d. dtsch. Ges. f. Gynäkol., 19. Tagung, Zentralbl. f. Gynäkol., S. 1641. 1925.

Aldridge, A. H.: Insufflation of uterus and Fallopian tubes. Report of 600 cases examined by the Rubin method. Americ. journ. of obstetr. a. gynecol., Bd. 6, II, S. 53. 1923, July.

Alfieri: Über die Beziehungen der latenten Genitaltuberkulose der Frau zur Sterilität. Ref. Morgagni anno 65 parte II (Rivista), S. 266. 1923.

— Die Sterilität der Frau unter modernen Gesichtspunkten. Daselbst, S. 380.

Bernstein: Ergebnis einer biostatischen zusammenfassenden Betrachtung über die erblichen Blutstrukturen des Menschen. Klin. Wochenschr., S. 1924. 1924.

— Zusammenfassende Betrachtungen über die erblichen Blutstrukturen des Menschen. Zeitschrift f. indukt. Abstammungs- und Vererbungslehre, S. 237. 1925.

Bompiani und Borger: Die Rubinsche Methode zur Feststellung der Tubendurchgängigkeit bei weiblicher Sterilität. Clin. obstetr.,XXVI, S. 3. 1924.

Brandt, L.: Die Rubinsche Tubendurchblasung bei primärer Sterilität. Journ. of the Americ. med. assoc., vol. LXXX. 1923.

Cary, Wm. H.: Indikation und Wert der Tubendurchgängigkeitsprüfung für das Studium der Sterilität. Americ. journ. of obstetr. a. gynecol., vol. VI, S. 723. 1923.

Christensen, C. (Lund): Erfahrungen betreffs der Sterilitätsbehandlungen. Allm. Sv. Laekartiden 1919, S. 913, s. Zentralbl. f. Gynäkol., S. 1171. 1921.

Curtis, A.: Diagnose und Heilung der Sterilität. Journ. of the Americ. med. assoc., vol. LXXX. 1923.

Döderlein: Experimentelle Untersuchungen über intrauterine Injektionen. Verhandl. d. dtsch. Ges. f. Gynäkol., Bd. VII. 1897.

Dickinson, L. R.: Tubal patency test and unsealing by simple airfilled pipette. Americ. journ. of obstetr. a. gynecol., II, S. 159. 1922.

— Luftdurchblasung der Tuben mit Handgebläse. Americ. journ. of obstetr. a. gynecol., Bd. VI, S. 607. 1923.

Dittel, L. G.: Bemerkungen der Durchgängigkeitsprüfung der Eileiter. Wien. Klin. Wochenschr., S. 1013. 1922.

Dittler, R.: Die Sterilisierung des weiblichen Tierkörpers durch parenterale Spermazufuhr. Zeitschr. f. Biol., Bd. 72, sowie Münch. med. Wochenschr., S. 1495. 1920.

Dührssen, A.: Ist die Tubendurchblasung ungefährlich? Med. Klinik, S. 532. 1924.

Dunbar: Zeitschr. f. Immunitätsforsch., Bd. 4 und 7. 1910.

Engelmann, F.: Eine einfache Vorrichtung zum Nachweis der Luftdurchgängigkeit der Tuben. Zentralbl. f. Gynäkol., Nr. 46/47, S. 1760. 1923.

Felix, W.: Anatomische experimentelle und klinische Untersuchungen über den Phrenicus und über die Zwerchfellinnervation. Dtsch. Zeitschr. f. Chir., Bd. 171. 1922.

Franz K.: Diskussion zu Schallehn, l. c.

Frommolt: Einiges über Gefahren und Fehldiagnosen bei der Pertubation. Zentralbl. f. Gynäkol., S. 126. 1925.

Fuchs: Zur Luftdurchblasung der Eileiter. Münch. med. Wochenschr., S. 581. 1925.

Furniss, H. D.: Vereinfachung der Rubinschen Probe. Surg., gynecol. a. obstetr., vol. 33, S. 567. 1921.

— Diskussion zu Hirst. Americ. journ. of obstetr. a. gynecol., II, S. 196. 1922.

Geppert, F.: Erfahrungen mit der Durchblasung der Tuben nach dem Sellheimschen Prinzip. Nordwestdeutsche Ges. f. Gynäkol., Sitzung vom 27. Oktober 1923. Zentralbl. f. Gynäkol., S. 227. 1924.

— Die Tubendurchblasung in ihrer Beziehung zur Therapie der Sterilität. Zentralbl. f. Gynäkol., S. 1703. 1924.

— Zur gefahrlosen Tubendurchblasung. Zentralbl. f. Gynäkol., S. 480. 1925.

Graff, E.: Zur operativen Behandlung der Sterilität. Verhand. der dtsch. Ges. f. Gynäkol., 16. Tagung. Arch. f. Gynäkol., Bd. 117, S. 368. 1922.

— Zur operativen Behandlung der Sterilität. Wien. klin. Wochenschr., Nr. 35. 1922.

— Zur Therapie der Sterilität der Frau. Wien. klin. Wochenschr., Nr. 4. 1923.

— Die Durchblasung nach Rubin zur Feststellung der Wegsamkeit der Tuben. Monatsschr. f. Geburtsh. u. Gynäkol., Bd. 62.

— Was soll der praktische Arzt über die Bedeutung der Eileiterdurchblasung wissen? Wien. klin. Wochenschr., Nr. 3. 1926.

— und J. Nowak: Beitrag zur Klinik und pathologischen Anatomie der Amenorrhoe. Zeitschr. f. Geburtsh. u. Gynäkol., 83. Bd., S. 289.

— und Petzold: Zur operativen Behandlung der Sterilität. Zeitschr. f. Geburtsh. u. Gynäkol., Bd. XXXVI.

Greil, A.: Dynamik des matern-foetalen Reaktionssystems. Arch. f. Gynäkol., Bd. 117. 1922.

— Ätiologie der Sterilität. Zentralbl. f. Gynäkol., S. 227. 1925.

Guthmann, H.: Eine neue Methode zur operationslosen Prüfung der Eileiterdurchgängigkeit (Pertubation). Monatsschr. f. Geburtsh. u. Gynäkol,. B. 59, S. 10. 1922.

— Weitere Erfahrungen mit der Eileiterdurchblasung (Pertubation). (Zugleich Erwiderung an Herrn Graff, E.), daselbst, Bd. 64, S. 55. 1923.

Heany, N., Sproad: Ein einfaches Verfahren zur Prüfung der Tubendurchgängigkeit. Americ. journ. of obstetr. a. gynecol., Bd. VI, S. 581. 1923.

Heimann, F.: Salpingostomatoplastik und Gravidität. Zentralbl. f. Gynäkol., S. 1828. 1926.

Henderson, H. und F. G. Amos: Untersuchungen bei Sterilität. Journ. of the Americ. med. assoc., Bd. 78, S. 1791.

— Journ. of the Michigan State, Med. Soc., Bd. XXIII, S. 61, cit. n. Geppert, L. C.

Hermstein, A.: Über den intramuralen Tubenteil. Gynäkol. Gesellsch. zu Breslau. Sitzung vom 19. Februar 1924. Zentralbl. f. Gynäkol., S. 1209. 1924.

— und B. Neustadt: Über den intramuralen Tubenteil. Zeitschr. f. Geburtsh. u. Gynäkol., Bd. 88, S. 43.

Heynemann: Nordwestdeutsche Ges. f. Gynäkol., 27. Oktober 1923. Zentralbl. f. Gynäkol., Nr. 6. 1924.

Hirst, B. C.: Some moat points in the diagnosis of the causes and in the treatment of sterility. Americ. journ. of obstetr. a. gynecol., II, S. 160. 1922.

Hirst, J. C. and Chas. Mazer: The Rubin test and its therapeutic application. Americ. journ. of obstetr. a. gynecol., II, S. 625. 1922.

Hirszfeld, L. und H. Zborowsky: Über die Grundlagen des serologischen Zusammenlebens zwischen Mutter und Frucht. Klin. Wochenschr. Nr. 17. 1926.

Höhne: Nordwestdeutsche Ges. f. Gynäkol., Sitzung vom 27. Oktober 1923. Zentralbl. f. Gynäkol., Nr. 6. 1924.

Jacoby, A.: Modifikation der Rubinschen Technik für transuterine Tubendurchblasung. Surg., gynecol. a. obstetr., Bd. XXXVI, Nr. 4.

Joachimovits, R.: Die Röntgendarstellung des cavum uteri und des Tubenlumens als Mittel zur Feststellung einschlägiger physiologischer, pharmakologischer und klinischer Befunde. Wien. klin. Wochenschr., S. 393. 1926.

Isbruch, F.: Die Möglichkeit der Beeinflussung geeigneter Fälle von primärer weiblicher Sterilität durch operative Maßnahmen am Ovarium und am Tubenostium. Zentralbl. f. Gynäkol., S. 1705. 1926.

Jung: Diskussion zu Schallehn, l. c.

Kehrer: Diskussion zu Graff., E. Verhandl. d. dtsch. Ges. f. Gynäkol., XVII. Versammlung. Arch. f. Gynäkol., Bd. 117, S. 371. 1922.

Keller: Diskussion zu Schallehn, l. c.

Kermauner, F.: Fehlbildungen der weiblichen Geschlechtsorgane, des Harnapparates und der Kloake. In Halban-Seitz, Biologie und Pathologie des Weibes, III. Bd., S. 616.

King, E. James: Diskussion zu Rongy und Rosenfeld, Transuterine insufflation. Americ. journ. of obstetr. a. gynecol., I., S. 534. 1922.

Kirstein, E.: Symptomatisches und Therapeutisches zur Tubendurchblasung. Zentralbl. f. Gynäkol., S. 2748. 1924.

Koch, E.: Ein selbsthaltendes Instrument zur Tubendurchblasung. Zentralbl. f. Gynäkol., S. 1908. 1924.

— Zur Frage der Bewertung der Tubendurchblasung in diagnostischer und therapeutischer Beziehung. Münch. med. Wochenschr., S. 531. 1925.

Krebs: Zur Sterilitätstherapie. Gynäkol. Ges. zu Breslau, Sitzung vom 18. Oktober 1924. Zentralbl. f. Gynäkol., S. 771. 1925.

Landsteiner: Zur Kenntnis der spezifischen auf Blutkörperchen wirkenden Sera. Zentralbl. f. Bakteriol., S. 546. 1899.

— Über Serumagglutinine. Münch. med. Wochenschr., Nr. 46, S. 1905. 1902.

Lemperg, F.: Zur Methode der Prüfung der Tubendurchgängigkeit nach Prof. v. Ott. Zentralbl. f. Gynäkol., S. 1342. 1926.

Lörincz: Bemerkungen zur Tubendurchblasung. Zentralbl. f. Gynäkol., S. 1021. 1924.

Mandelstamm, A.: Eine vereinfachte Methode zur Prüfung der Durchgängigkeit der Tuben. Zentralbl. f. Gynäkol., S. 1764. 1923.

— Tubendurchblasung und Sterilitätsproblem. Zentralbl. f. Gynäkol., S. 1527. 1926.

Mayer, A.: Über die Beziehungen des Krieges zur Eklampsie. Zentralbl. f. Gynäkol., S. 793. 1916.

Mackinny, W. H.: Unsuspected male sterility. Americ. journ. of obstetr.
a. gynecol., I, S. 165. 1922.

Meaker, S. R.: The use sterility of antispasmodic drugs in combination
with transuterine insufflation of gas. Journ. of the Americ. med. assoc.,
Bd. LXXXII, S. 2098. 1924.

Metschnikoff, E.: Recherches sur l'influence de l'organisme sur les Toxines.
Sur la spermotoxine et l'antispermotoxine. Ann. de l'inst. Pasteur, S. 1. 1900.

Mettenleitner, M.: Sperma und künstliche Befruchtung bei Mensch und
Tier. Arch. f. Gynäkol., Bd. 125, H. 1 u. 2.

Nowak, I.: Zur Prüfung der Durchgängigkeit der Tuben mit Hilfe der
Rubinschen Probe. Wien. klin. Wochenschr., S. 789. 1922.

— Diskussion zu Graff, Verhandl. d. dtsch. Ges. f. Gynäkol., XVII. Vers.
Arch. f. Gynäkol., Bd. 117, S. 370. 1922.

— Bemerkungen über die Durchgängigkeitsprüfung der Eileiter (Erwiderung
auf L. G. Dittel). Wien. klin. Wochenschr., S. 238. 1923.

— Die Pathologie und Therapie der weiblichen Sterilität. Sonderbeilage
der Wien. klin. Wochenschr., Nr. 33. 1924.

Nürnberger, L.: Sterilitätsprobleme. Verhandl. dtsch. Naturforsch. u. Ärzte,
Leipzig, 20.—22. September 1922. Zentralbl. f. Gynäkol., S. 1666. 1922.

— Die Behandlung der weiblichen Sterilität. Dtsch. med. Wochenschr. 1923.

— Sterilität in Halban-Seitz, Biologie und Pathologie des Weibes,
Bd. III. 1924.

v. Ott: Der gegenwärtige Stand der Frage über die Methoden zur Prüfung
der Tubendurchgängigkeit. Monatsschr. f. Geburtsh. u. Gynäkol.,
Bd. 71, S. 58.

— Eine neue Methode zur Prüfung der Tubendurchgängigkeit. Zentralbl.
f. Gynäkol., S. 546. 1925.

Ottow, B.: Zur Methodik der Tubendurchblasung. Zentralbl. f. Gynäkol.,
Nr. 46/47. 1923.

— Nochmals zur Technik der Tubendurchblasung. Zentralbl. f. Gynäkol.,
Nr. 36. 1924.

Petterson, R. and R. S. Cron: Therapeutic value of transuterine gas-
inflation. Journ. of the Americ. med. assoc. 81, S. 980. 1923.

Pierson, R. U.: Diskussion zu Hirst, l. c.

Pribram, E.: Zur Tubendurchblasung. Zentralbl. f. Gynäkol., S. 2750. 1924.

Ritter, O.: Ein Beitrag zur Behandlung der Sterilität mit der Salpingostomie.
Monatsschr. f. Geburtsh. u. Gynäkol., Bd. 71, S. 70.

Rongy, A. I. and S. S. Rosenfeld: Transuterine insufflation, a diagnostic
aid in sterility. Americ. journ. of obstetr. a. gynecol., I, S. 496. 1922.

— Primary sterility. Americ. journ. of obstetr. a. Gynecol., June 1923.

Rubin, I. C.: Röntgendiagnostik der Uterustumoren mit Hilfe von intrauterinen Kollargolinjektionen. Zentralbl. f. Gynäkol., S. 658. 1914.

— X-ray diagnose in gynecolagy with the aid of intrauterine Collaegol-
injection. Surg., gynecol. a. obstetr., April, Bd. XX, S. 435. 1915.

— Nonoperative determination of patency of fallopian tubes in sterility.
Journ. of the Americ. med. assoc., Bd. LXXIV, S. 1017. 1920.

— The nonoperative determination of patency of fallopian tubes. Journ.
of the Americ. med. assoc., Bd. LXXV, S. 661. 1920.

— Subphrenic pneumoperitoneum. Americ. journ. of roentgenol. a. radium
therapy, Bd. VIII, S. 120.

Rubin, I. C.: A manometer and flow-volumeter for transuterine peritoneal inflation to determin patency of fallopian tubes in cases of sterility. Americ. journ. of roentgenol. a. radium therapy, Bd. VIII, S. 459. 1921.

— Diskussion zu Hirst. Americ. journ. obstetr. a. gynecol., II, S. 192. 1922.

— Most favourable time for transuterine insufflation to test tubal patency. Journ. of the Americ. med. assoc., Bd. LXXXIV, S. 486. 1925.

— Diagnostic value and therapeutic application of peruterine insufflation of the fallopian tubes in cases of sterility. Proc. of the roy. soc. of med., Bd. 19, Nr. II., sect. of obstetr. a. gynecol., lX., S. 1 bis 14. 1925.

Savini, E. et Th. Savini-Castano: Immunitè spermatoxique et Fecondation. Compte read. et mèin. dela Soc. de Biolog. 71, S. 22. 1911.

— Contribution a l'étude des Spermotoxines. compt. rend. et mém. de la Soc. de Biol. 71, S. 106. 1911.

Schallehn, G.: Ges. f. Geburtsh. u. Gynäkol. zu Berlin, Sitzung vom 11. Juli 1924. Zentralbl. f. Gynäkol., S. 2241. 1924.

— Untersuchungen über die Möglichkeit des Eindringens von Luft in das uterine Venensystem, bei der Pertubation. Zentralbl. f. Gynäkol., S. 2787. 1924.

Scheller, M. v.: Diagnostische und therapeutische Erfahrungen mit der Pertubation. Zentralbl. f. Gynäkol., S. 990. 1926.

Schiller, W.: Über ektopische Decidua ohne Schwangerschaft. Arch. f. Gynäkol., Bd. 123, S. 219. 1924.

Schneider: Weitere Beiträge zur Isohaemagglutination (mit Eklampsiebefunden). Klin. Wochenschr., S. 2383. 1925.

Schober: Salpingographie. Zentralbl. f. Gynäkol., S. 289. 1925.

— Über die Bewertung der Salpingographie als diagnostisches Hilfsmittel. Verhandl. d. Dtsch. Ges. f. Geburtsh. u. Gynäkol., 19. Tagung. Zentralbl. f. Gynäkol., S. 1637. 1925.

Schubert, G.: Ein einfaches Instrument zur Prüfung der Tubendurchgängigkeit. Zentralbl. f. Gynäkol., S. 2071. 1924.

Sellheim, H.: Ein einfacher Tubenschneuzer. Verhandl. d. Dtsch. Ges. f. Geburtsh. u. Gynäkol., 18. Tagung. Arch. f. Gynäkol., 120. Bd., S. 326. 1923.

— Ein einfacher, zuverlässiger und ungefährlicher Tubenschneuzer. Zentralbl. f. Gynäkol., S. 1206. 1923.

— Versuche mit dem Tubenschneuzer. Zentralbl. f. Gynäkol., S. 1473. 1923.

— Wiederbelebung der Sterilitätsforschung durch die Erfindung der Tubendurchblasung. Med. Klinik, Nr. 46 u. 48. 1923.

— Bemerkungen zur Tubendurchblasung. Zentralbl. f. Gynäkol., S. 605. 1924.

— Behandlung der weiblichen Sterilität. Therapie d. Gegenw., Nr. 9 u. 10. 1924.

— Wie ist die Gefahr der Luftembolie bei Tubendurchblasung zu vermeiden? Zentralbl. f. Gynäkol., S. 2790. 1924.

Steinbüchel, R. v.: Beitrag zur operativen Behandlung der Sterilität der Frau, Zentralbl. f. Gynäkol., S. 929. 1923.

Steinsieck, F.: Über die Zunahme und Ursachen der weiblichen Sterilität. Inaug. Dissert. Tübingen. 1922.

Stiassny, S.: Zur Technik des Verfahrens nach Rubin. Ges. f. Geburtsh. u. Gynäkol. in Wien, Sitzung vom 13. November 1923. Zentralbl. f. Gynäkol., S. 358. 1924.

Stöckel: Verhandl. d. Dtsch. Ges. f. Geburtsh. u. Gynäkol., 17. Tagung. Arch. f. Gynäkol., Bd. 117, S. 370.

Stöhr: Über den Schulterschmerz bei Durchbruch von Geschwüren des Magens und Zwölffingerdarmes. Wien. klin. Wochenschr., S. 308. 1925.

Thaler, H.: Verhandl. d. Dtsch. Ges. f. Geburtsh. u. Gynäkol., 17. Tagung. Arch. f. Gynäkol., Bd. 117, S. 370.

— Über operative Herstellung, Wiederherstellung und Regelung der Funktion der weiblichen Genitalorgane mit besonderer Berücksichtigung der Sterilität. Wien. med. Wochenschr., Nr. 41 und 43. 1923.

Traugott: Zur Tubendurchblasung. Zentralbl. f. Gynäkol., S. 335. 1925.

Unterberger, F.: Salpingostomatoplastik, Tubendurchblasung und Tubenimplantation. Monatsschr. f. Geburtsh. u. Gynäkol., Bd. 71, S. 63.

Venema, T. A.: Über die Wirkung von Spermainjektionen. Dtsch. med. Wochenschr., S. 1419. 1916.

Vogt, E.: Sterilität und Spermaimmunität. Klin. Wochenschr., S. 1144. 1922.

— Neue Tatsachen und Probleme zur Lehre der Spermaimmunität. Monatsschr. f. Geburtsh. u. Gynäkol., Bd. 62, S. 317. 1923.

— Klinische Erfahrungen mit der Durchblasung der Eileiter. Zentralbl. f. Gynäkol., S. 130. 1925.

Volkmann, K.: Kann die Perflatio tubarum eine Infektion aus der infizierten Uterushöhle nach oben verschleppen? Monatsschr. f. Geburtsh. u. Gynäkol., Bd. 65. 1924.

— Zur Übertragung der Gefahr der Luftembolie bei der Eileiterdurchblasung. Zentralbl. f. Gynäkol., S. 2793. 1924.

Waldstein, E. und E. Eckler: Der Nachweis resorbierten Spermas im weiblichen Organismus. Wien. klin. Wochenschr., S. 1689. 1913.

Ward, G. G.: Diskussion zu Hirst. Americ. journ. of obstetr. a. gynecol., II, S. 194. 1922.

Winter: Ursachen und Behandlung der weiblichen Sterilität. Dtsch. med. Wochenschr., Nr. 26, 27. 1921.

Wolff, F.: Verwachsungen in der Cervix uteri nach Curettagen. Zentralbl. f. Gynäkol., S. 1247. 1926.

Zweifel, P.: Über die Gefahren intrauteriner Injektionen. Dtsch. med. Wochenschr., S. 617. 1904.

Die instrumentelle Perforation des graviden Uterus und ihre Verhütung

Von

Professor Dr. **Heinrich v. Peham** und Privatdozent Dr. **Heinrich Katz**

Vorstand   Assistent

der I. Universitätsfrauenklinik in Wien

208 Seiten. 1926. Preis: 12.— Reichsmark, 20.40 Schilling

Inhaltsverzeichnis:

Einleitung. Allgemeines über die Perforatio uteri gravidi. Die Häufigkeit der Uterusperforation. Die von der Uterusperforation betroffenen Frauen nach Alter, Stand und Geburtenanzahl. Über die Veranlassung zu den Eingriffen, die zu einer Uterusperforation geführt haben. Die Urheber der Uterusperforation und ihr Schauplatz. Der gewöhnliche Hergang der Uterusperforation und die dabei verwendeten Werkzeuge. Die Perforationswerkzeuge. — **Pathologische Anatomie der Uterusperforation.** Die Lokalisation der Uterusperforation. Die Uterusperforation ohne Nebenverletzungen. Die durch Nebenverletzungen komplizierten Uterusperforationen. Perforatio uteri deficiente graviditate beim tentamen abortus provocandi. Uterusperforation bei ektopischer Schwangerschaft. Heilungsvorgänge bei Uterusperforationen. Die tödlich endigende Uterusperforation und deren Ursachen. Pathologische Zustände, die eine Uterusperforation begünstigen. — **Zur Klinik und Therapie der Uterusperforation.** Die Erkennung der Uterusperforation. Die Behandlung der Uterusperforation. Spätfolgen der Uterusperforation. — **Die Prophylaxe der Uterusperforation. — Die forensische Bedeutung der Uterusperforation. — Schluß.** — Anhang: Die der Abhandlung zugrunde liegenden 100 Uterusperforationen. — Literaturverzeichnis

Die Gonorrhoe des Weibes

Ein Lehrbuch für Ärzte und Studierende

Von

Dr. Rupert Franz

Privatdozent für Geburtshilfe und Gynäkologie und Direktorstellvertreter am Maria-Theresia-Frauenhospital in Wien

Mit etwa 30 Textabbildungen / Etwa 12 Bogen

Inhaltsübersicht:

Geschichtliches über die Gonorrhoe. — Der Erreger des Trippers (Gonococcus). — Allgemeines über die gonorrhoische Infektion. — Klinik der Urogenitalgonorrhoe. — Vaccination. — Proteinkörperbehandlung. — Einfluß der Gonorrhoe auf die Zeugung. — Mastdarm (Rectum). Gonorrhoische Metastasen. — Übertragung der Gonorrhoe auf das Kind. — Schlußbemerkungen. — Sachverzeichnis

Kurzes Lehrbuch der Frauenkrankheiten für Ärzte und Studierende. Von Dr. med. **Hans Meyer-Rüegg,** Professor der Geburtshilfe und Gynäkologie an der Universität Zürich. Fünfte, vermehrte und verbesserte Auflage. Mit 182 zum Teil farbigen Textabbildungen. V, 370 Seiten. 1923.
Gebunden 9.— Reichsmark

Lehrbuch der Gynäkologie. Von Professor Dr. **Rud. Th. v. Jaschke,** Direktor der Universitäts-Frauenklinik in Gießen, und Professor Dr. **O. Pankow,** Direktor der Frauenklinik an der Akademie für Praktische Medizin in Düsseldorf. Dritte und vierte Auflage, zugleich siebente und achte Auflage des Rungeschen Lehrbuches der Gynäkologie. Mit 317 darunter zahlreichen mehrfarbigen Textabbildungen. VIII, 625 Seiten. 1923.
Gebunden 20.— Reichsmark

Einführung in die gynäkologische Diagnostik. Von Professor Dr. **Wilhelm Weibel,** Primararzt an der Rudolfstiftung in Wien. Dritte, verbesserte Auflage. Mit 151 Abbildungen. XII, 161 Seiten. 1924.
3.90 Reichsmark

Die gynäkologische Operationstechnik der Schule Ernst Wertheims. Herausgegeben von Professor Dr. **Wilhelm Weibel,** Primararzt an der Rudolfstiftung in Wien. Mit 300 Abbildungen. XIV, 251 Seiten. 1923.
Gebunden 30.— Reichsmark

Gynäkologische Operationen. Von Dr. med. **Karl Franz,** o. ö. Professor der Geburtshilfe und Gynäkologie, Direktor der Universitäts-Frauenklinik der Charité in Berlin, Geheimer Medizinalrat. Mit 152 zum großen Teil farbigen Abbildungen. XI, 279 Seiten. 1925.   Gebunden 69.— Reichsmark

Der gynäkologische Operationskursus mit besonderer Berücksichtigung der Operations-Anatomie, der Operations-Pathologie, der Operations-Bakteriologie und der Fehlerquellen. Von Dr. **Wilhelm Liepmann,** a. o. Professor für Frauenheilkunde an der Friedrich-Wilhelms-Universität in Berlin. In sechzehn Vorlesungen. Vierte, verbesserte Auflage. Mit 367 zum Teil farbigen Abbildungen im Text und 2 Tafeln. XIII, 475 Seiten. 1924. (Verlag von August Hirschwald in Berlin.)
Gebunden 36.— Reichsmark

Gewollte und ungewollte Schwankungen der weiblichen Fruchtbarkeit. Bedeutung des Kohabitationstermines für die Häufigkeit der Knabengeburten. Versuch einer Theorie der willkürlichen Geschlechtsbestimmung. Von Dr. **P. W. Siegel,** Privatdozent und Assistent der Universitäts-Frauenklinik in Freiburg i. Br. Mit 33 Kurven. X, 197 Seiten. 1917.   6.80 Reichsmark

Der normale menstruelle Zyklus der Uterusschleimhaut, seine Anatomie, dargestellt in Text und 25 Bildern auf 20 Tafeln. Von Dr. med. **Rob. Schroeder,** I. Assistenzarzt der Universitäts-Frauenklinik zu Rostock. 1913. (Verlag von August Hirschwald in Berlin.)
Gebunden 16.— Reichsmark

Die Abderhaldensche Reaktion. Ein Beitrag zur Kenntnis von Substraten mit zellspezifischem Bau und der auf diese eingestellten Fermente und zur Methodik des Nachweises von auf Proteine und ihre Abkömmlinge zusammengesetzter Natur eingestellten Fermenten. Von Professor Dr. med. et phil. h. c. **Emil Abderhalden,** Direktor des Physiologischen Instituts der Universität Halle a. d. S. Fünfte Auflage der „Abwehrfermente". Mit 80 Textabbildungen und 1 Tafel. XXII, 356 Seiten. 1922.   13.25 Reichsmark

Syphilis und innere Medizin. Von Hofrat Professor Dr. **Hermann Schlesinger,** Vorstand der III. medizinischen Abteilung des Allgemeinen Krankenhauses in Wien.

Erster Teil: **Die Arthro-Lues tardiva und ihre Therapie.** Mit 8 Abbildungen im Text. 165 Seiten. 1925.   16.80 Schilling, 9.90 Reichsmark

Zweiter Teil: **Die Syphilis der Baucheingeweide.** Mit 17 Abbildungen im Text. 289 Seiten. 1926.   33.15 Schilling, 19.50 Reichsmark

Der dritte in Vorbereitung befindliche (Schluß-) Teil wird die syphilitischen Veränderungen der Brustorgane und der Drüsen mit innerer Sekretion umfassen und etwa im Frühjahr 1927 erscheinen.

Fortschritte und Probleme in der Therapie innerer Krankheiten. Von Privatdozent Dr. **Paul Saxl,** Assistent der I. Medizinischen Universitätsklinik in Wien. 137 Seiten. 1926.

11.10 Schilling, 6.60 Reichsmark

Der heutige Stand der Lehre von den Geschwülsten. Von Professor Dr. **Carl Sternberg.** Zweite, völlig umgearbeitete und erweiterte Auflage. Mit 21 Textabbildungen. 142 Seiten. 1926. — Abhandlungen aus dem Gesamtgebiet der Medizin.   12.75 Schilling, 7.50 Reichsmark

---

Die Biochemie des Karzinoms. Von Dr. **Gisa Kaminer,** Adjunkt der Karzinomstation der Rudolfstiftung in Wien. 57 Seiten. 1926. — Abhandlungen aus dem Gesamtgebiet der Medizin.   6.15 Schilling, 3.60 Reichsmark

---

Praktikum der Hochfrequenztherapie (Diathermie) mit einem Anhang „Phototherapeutische Methodik" in 6 Vorträgen. Von Dr. **Hans Leo Stieböck,** Polikl. Assistent, Leiter der Station für Strahlentherapie an der Wiener Allgemeinen Poliklinik, II. medizinische Abteilung. (Vorstand: Professor Dr. A. Strasser.) 42 Seiten. 1926.

4.— Schilling, 2.40 Reichsmark

Physik und Chemie des Radium und Mesothor. Für Ärzte und Studierende. Von Privatdozent Dr. phil. **Albert Fernau,** Leiter der physikalischen Abteilung der Radiumstation im Allgemeinen Krankenhaus in Wien. Mit einem Vorwort von Professor Dr. **Gustav Riehl,** Vorstand der Universitätsklinik für Dermatologie und Syphilidologie in Wien. Zweite, wesentlich vermehrte Auflage. Mit 31 Textabbildungen. 101 Seiten. 1926.   12.75 Schilling, 7.50 Reichsmark

---

Urologie und ihre Grenzgebiete. Dargestellt für praktische Ärzte. Von **V. Blum, A. Glingar** und **Th. Hryntschak,** Wien. Mit 59 zum Teil farbigen Abbildungen. 325 Seiten. 1926.

In Ganzleinen 28.— Schilling, 16.50 Reichsmark

Die Ernährung des Säuglings an der Brust. 10 Vorlesungen für Ärzte und Studierende. Von Dr. **Richard Lederer,** Privatdozent für Kinderheilkunde an der Universität Wien. Mit 3 Abbildungen im Text. 113 Seiten. 1926.   6.60 Schilling, 3.90 Reichsmark

---

Die Inhalationsnarkose. Eine Anleitung zur Narkosetechnik. Von Dr. **Tassilo Antoine,** Operateur der II. Universitäts-Frauenklinik in Wien, und Dr. **Bruno Pfab,** Operateur der I. chirurgischen Universitätsklinik in Wien. Mit 10 Textabbildungen. 52 Seiten. 1926.

4.— Schilling, 2.40 Reichsmark